●高田 純の放射線防護学入門シリーズ●

核爆発災害

そのとき何が起こるのか

高田　純　理学博士

札幌医科大学教授

医療科学社

● 著者紹介 ●

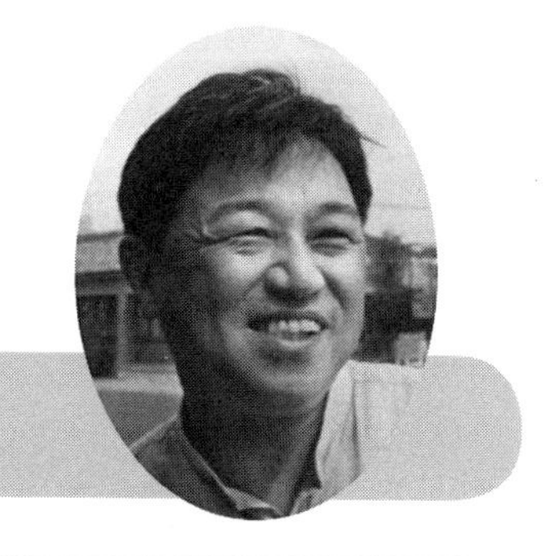

高田　純（たかだ　じゅん）

・札幌医科大学教授、理学博士。
　大学院医学研究科放射線防護学、医療人育成センター 物理学教室。
・放射線防護情報センターを主宰。
（http://rpic.jp）
・放射線防護医療研究会代表世話人。
・日本シルクロード科学倶楽部会長。
・弘前大学理学部物理学科卒。
　広島大学大学院理学研究科（核実験）博士課程前期修了、同課程後期中退。
・鐘淵化学工業中央研究所、シカゴ大学ジェームス・フランク研究所、京都大学化学研究所、イオン工学研究所、広島大学原爆放射線医科学研究所、京都大学原子炉実験所を経て、2004 年より、現職。
・第 19 期日本学術会議研究連絡委員。
・鐘淵化学工業技術振興特別賞、未踏科学技術協会高木賞、アパグループ「真の近現代史観」懸賞論文最優秀藤誠志賞を受賞。
・日本保健物理学会、日本放射線影響学会会員。
・著書に『世界の放射線被曝地調査』（講談社ブルーバックス）、『東京に核兵器テロ！』（講談社）、『核爆発災害』（中公新書）、『核と刀』（明成社）、『放射線防護の基礎知識一福島第一原発事故に学ぶ』（イーグルパブリシング）、『核災害からの復興』『核災害に対する放射線防護』『核と放射線の物理』『お母さんのための放射線防護知識』『医療人のための放射線防護学』『核エネルギーと地震』『中国の核実験』『核の砂漠とシルクロード観光のリスク』『ソ連の核兵器開発に学ぶ放射線防護』『福島　嘘と真実』『人は放射線なしに生きられない』『シルクロードの今昔』『21 世紀 人類は核を制す』『放射線ゼロの危険』（以上、放射線防護学入門シリーズ、医療科学社）など。

はじめに

多数の公衆の生命や財産が脅かされる災害として、核爆発を科学的に理解することが本書の目的である。核爆発は、20世紀に米国が第二次世界大戦中に発明した核兵器の爆発現象である。通常爆弾は、対戦相手の軍隊や陣地への攻撃として使用される。しかし、核爆発の威力は通常爆弾の1,000倍から100万倍も大きく、対戦相手の兵士のみならず、非戦闘員である市民や国民の命を、数万から数百万人の単位で一度に奪うことになる。あるいは、大都市や広範囲な地域を、一撃で壊滅するほどの威力を持っている。こうした核爆弾の特徴から、核爆発を大災害として科学的に認識することを試みた。文献をまとめて解説するのではない。筆者が研究してきた世界の核爆発災害の調査と、米国の核爆発実験報告を主な基礎として、核爆発災害の本質を解明するものである。

米軍が世界で最初に核兵器の戦闘使用を行なった1945年以後、米ソを中心に核兵器技術開発競争と実戦配備が激化したのが20世紀であった。1950年代には爆発威力が広島の1,000倍以上の大型兵器が登場し、1962年まで541回、440メガトンの爆発実験が大気圏で実施された。それ以後の地下爆発実験を含めると、延べ2,419回、530メガトンの爆発実験により核爆発兵器が多数開発された。実験の総爆発エネルギーは、広島における16キロトン爆弾の33,000発分となる。

ロケット技術を利用した弾道ミサイルも開発された。1,000キロメートル以上も離れた位置から敵国の中枢および戦略的拠点を、核兵器で狙う技術が確立している。世界に存在する核弾頭の総数は、2005年時点で27,000発である。

幸い、米ソの冷戦下では、恐怖の力の均衡から、これら大量破壊兵器を用いた戦闘は発生しなかった。ただし、その間に核兵器開発のドミノ的拡散が世界に生じた。核兵器保有国は、米国、ロシア、イギリス、フランス、中国、インド、パキスタンとなった。これらの国々は爆発実験を行なっている。実験はないが、イスラエルはすでに核兵器を保有していると考えられている。

日本は、平和利用としての核エネルギー技術を持つが、原子力基本法（1955年12月公布）のもと、核兵器の開発を放棄している。しかし、同盟国である米国の核兵器の傘の下にいる。ただし、核兵器が極東にまで拡散し、国際テロと国家との戦争状態にある21世紀において、米国の核の傘の持つ抑止力の有効性は、低下していると考えざるを得ない。

冷戦終結以後、ソ連時代の核兵器、その材料、技術資料、技術者の管理の不透明さが問題視されている。その結果は、パキスタンのアブドル・カーン博士を中心とした核の闇市による核兵器開発の拡散があり、国際テロリストへの流出が懸念されている。なお、この闇のビジネスには、核兵器開発を放棄したリビアから、日本企業も無関係ではないことが判明している。

21 世紀の世界の脅威は、大型核兵器を撃ち合う全面戦争ではなく、小型や中型の核兵器による局地戦争にあるといわれている。しかも広島・長崎程度の威力の 10 分の 1 以下の小型兵器が開発されている。1960 年代初頭、すでに米ソは爆発実験も行ない、携帯型核兵器を実戦配備したという。

筆者は、ソ連崩壊後の 1990 年代後半に実験場周辺の核の灰被害の調査を行ない、それまでの日本の科学者が核爆発災害を科学的に認識できていないことに気づいた。広島・長崎における空中核爆発の事例だけからでは推察できない現象が見つかっている。災害の科学は、災害の認識のみならず、必然的に防災、防護、減災に取り組むことになる。こうした意義と背景のもと、筆者は、2001 年 9 月 11 日の米国中枢を狙った国際テロ事件以後、この種の研究に取り組んでいる。

第 1 章は、広島の空中核爆発直下での生存者の目撃証言から知る、災害の特徴とサバイバルのためのヒント。万一、核攻撃を受けても、できることはある。

第 2 章は、ビキニ環礁での大型核爆弾の地表核実験後に発生した、核の灰降下による広範囲な放射線災害の事実と第五福竜丸（ふくりゅうまる）事件の真実。

第 3 章では、核爆発初期災害の原因としての、衝撃波、熱線と初期核放射線を含む閃光、電磁パルス、そして、核の灰降下による広範囲な二次災害の原因となる残留核放射線を、核の科学の基礎も含めて解説する。歴史の事実とそのデータの解析から、核爆発災害の本質的理解を進めた。これは、将来発生するかもしれない核爆発災害の被害と防護の予測に有効となるだろう。

第 4 章では、核兵器が拡散する世界での、核に関わる危険な事態と技術に言及する。最大の脅威である核兵器の戦闘使用、次いで、核エネルギー施設への武力攻撃。弾道ミサイルおよび巡航ミサイルの速度、命中精度、各国の兵器の状況。

最終第 5 章では、こうした危険な状況下で、首都東京が核攻撃された場合を想定した、筆者の被害と防護に関する予測計算に基づくシミュレーションを描く。現状では、20 キロトン核弾頭で、東京都心は壊滅することになる。ただし、これに対し、筆者は、被災者の生存率を高める 7 つの自衛策、および、政府がしなければならない 7 つの課題を提示する。最終章が、核爆発災害の科学としての、ひとつの結論となる。

核爆発災害

そのとき何が起こるのか

<目　次>

第１章　奇跡の生存者にみる
広島空中核爆発の直下

1945年8月6日午前8時15分、米軍は、人口32万の広島市上空、高度9,300メートルから核爆弾を投下した。上空600メートルでの威力16キロトンの核爆発は、直径およそ200メートルの火球となった。これが世界初の核兵器の戦闘使用である。一瞬の閃光と、それに続く衝撃波で、都市は半径2キロメートルの範囲で壊滅し、多数の人びとが死傷した。広島市によると、即死者を含め、その年末までにおよそ14万人が亡くなったという。大多数の市民が亡くなっているので、この数はあくまでも推定である。一方、爆発直下の500メートル圏内に78人の生存者がいた。本章では、近距離生存者らの証言と戦後の調査研究をもとに独自の考察を加え、空中核爆発直下で生じた災害の実態と防護の可能性を科学的に検証する。

爆心から500メートルの電車内で衝撃波を回避

大塚宗元さんは米軍が核爆弾を爆撃機から投下した時、広島市南方の宇品（うじな）の停留所から路面電車に乗って北上していた。爆心地（ゼロ地点）から500メートルの近距離で被災した彼は、偶然の幸運が重なり奇跡の生還をした。彼の体験に関しては、広島電鉄が1985年に発行した『電車内被爆者の証言』に収録された氏自らの証言をもとに記述する。これに対して、防護の視点からの分析を付した。戦後、放射線障害を持ちながら東京大学へ進学し、産業界で活躍された氏の奇跡の原点を検証する。

当時、23歳の大塚さんは宇品にあった陸軍船舶砲兵教導隊の教官であった。昭和18（1943）年の学徒出陣で出征し、内地外地を異動ののち、船舶砲兵に転科を命ぜられた。宇品の学校で教育を受け、卒業してそのまま教官として残り、隊内に居住していた。彼の教官は、その後、広島市西部の己斐（こい）の幹部候補生隊の教官に転じた坂本和三という中尉であった。その人から己斐の生徒に話をしにきてくれと頼まれ、8月6日の朝、己斐へ行くことになったのである。

宇品の停留所で市電を待っていた時は20人くらいの行列だった。朝の電車はいつものように混み合っていた。公用の特権を利用して先に乗ることもできたが、彼はそうせず、次の己斐行の車輛を待って乗車した。先の電車に乗っていたならば、宇品へは、二度と帰れなかったと回想している。

電車が鷹野橋（たかのばし）に停車した時に、前の席が空いたので座った。その時、運命の地点まで700メートルであった。電車は進み、「ああ白神社（しらかみしゃ）だな」と思った瞬間、突然ピカーッという大変な閃光を受けて、彼は反射的に床に伏せた。その直後、ガソリン缶に一挙に火をつけたような、「ボォッ」という音がして、熱風が頭上を過ぎたが、意識はそれまでだった。わずかの時間であろうが気を失っていた。

真っ暗な闇の中で、死ぬと直感したが、生きようと思い直し、軍刀を握って後部出入り口から飛び降りた。その時、電車全体は日光を呈して燃えながら、紙屋町（かみやちょう）停留所の方向に突っ走っていた。運転手不在の電車は惰性で走っていたのであろう。「飛び降りた時、自分一人取り残されていて最後に飛び降りたという記憶が強烈なのだが、果たしてどうか、はっきりしない」と彼は回想する。

その時、車内では立っていた乗客もいたであろうが、意識を戻した時には、車内の人はごく少なかったのは事実であろう。それは、強烈な爆風で、立っていた乗客をはじめ多数の乗客が電車の窓ガラスを突き破り、外へ吹き飛ばされたに違いない。そのあたり一面の住宅が一瞬でぺしゃんこに倒壊する勢いの衝撃波に襲われたのである。

その3日後に撮影された写真に、同じ路線、大塚さんが乗車した電車より200メートル後方で被災した電車が写っている。それは衝撃波で圧力方向へ脱線していたが、転覆はしていなかった。ただし、電車の窓とドアは全て吹き飛んでいた。これが猛烈な衝撃波で乗客もろとも吹き出された証拠である。しかし誰の記憶にも残されていない惨事の瞬間である。

大塚さんは、閃光を感じた直後に、とっさに床に伏せた。その直後に熱風が頭上を通過し、その難を回避できた。ここに、衝撃波の危険を回避する方法が示されている。伏せることで、大幅にこの種の危険から逃れることができるのである。後で解説するが、閃光の瞬間から大塚さんたちの電車が衝撃波に呑み込まれるまでの時間は、わずか1.7秒と推定される。ソ連時代の国民教育書のなかに、兵士が核爆発の閃光を目撃後に伏せる図が描かれているのを、筆者は見たことがある。衝撃波の回避法としての伏せる体勢は核爆発防護の基本である。

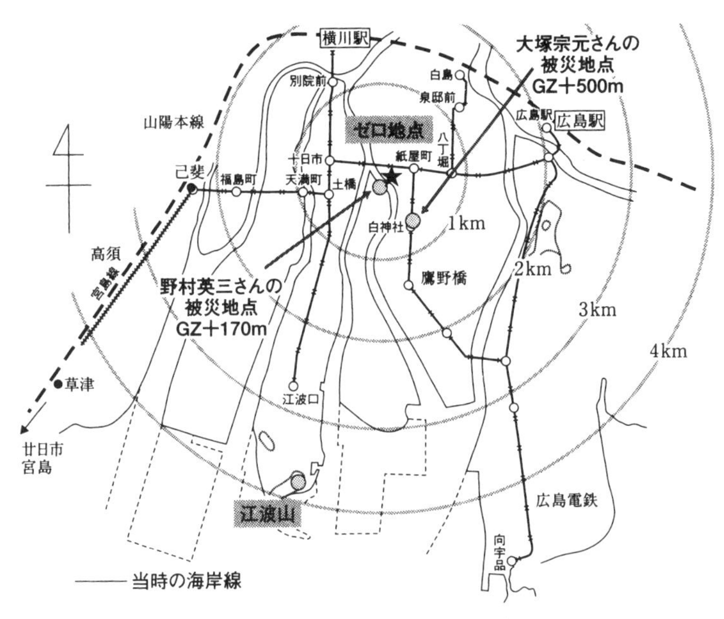

図 1-1　広島のゼロ地点周辺地図

核爆発の中心は爆弾の材料全てが蒸発し、100万℃の高温気体となって太陽のように発光する。これが周囲の空気を加熱し膨張させて外方へ押し出す。これが爆風・衝撃波である。津波のようにゼロ地点周辺の遠方へ押し寄せる。その速さはきわめて大きい。

外方へ向かう衝撃波により爆発点を中心に真空状態となる。広島の場合、数十秒してから、空気がゼロ地点へ戻ったと考えられる。一時的に意識を失う原因は衝撃波による脳震盪のほかに、酸欠が考えられる。ゼロ地点の近傍では、この酸欠により意識を一時失うことになったのではないだろうか。大塚さん以外の証言にもこうした直後の意識不明が報告されている。

熱線を受けた直下の都市の火災は、空気が逆流してから始まる。核爆発が作り出した大きな火球の天空への上昇にあわせて、ゼロ地点へ向かって流入した空気がものすごい勢いで上昇する。

大塚さんは電車から飛び降りた瞬間、腰に棒状の異物がつきささり、背部から下腹部へつき抜けた。あたりは真の闇で、白光に包まれて走る電車を見て「地獄の火の車だ」と思った。真っ黒な煤状物質が地上から天空へ昇った。周囲が次第に見えはじめた。建物は倒壊し、道端に人がうずくまって泣き叫び、何人かの子どもが「兵隊さん！」と取りすがった。顔も腕も皮膚がめくれて垂れていた。

彼は必死の思いで宇品へ向かって歩いた。絶望しかけた時、自転車で全力疾走して来た同じ隊の将校に会い、荷台に乗せられて宇品へ帰った。隊の医務室に収容され、絶対安静状態で治療を受けた。鉄棒状のものが腹部を貫通しているのに、運よく腸管の間をくぐり抜けていた。大塚さんは負傷したあたりに、ある高僧からいただいたお守りの紙を袋に入れてくくりつけていたという。

線量を大幅に回避

大塚さんは、戦後、東京大学へ進学した。1947 年、在学中に婚約し、翌秋に結婚した。彼は婚約にあたって広島での被災について婚約者に詳しく説明した。当時、血液異常のため、全身のあちこちの毛細管から溜まった血が噴き出した。右ももが治まると左足、その後は腹というように、部分的ではあったが、小さな血の粒が毛細管の上に水滴のように溜まって、全身をぐるぐる回る状態が継続していたので、周囲には隠しようがなかった。

医者にもいろいろと相談したが、よい治療方法はなかった。血が多く噴き出た時は止血剤、それ以外は血が不足しないように増血剤、それに何よりも栄養をつけて健康を保てばよいというくらいの答えしか返ってこなかった。

当時、20 歳の婚約者には、「長生きしないかもしれない」「いまさら立身出世は考えていない」「金儲けしようという意欲はない」などと懇切丁寧に説明したが、彼女は一向に気にかけなかった。ただ、ついに子宝に恵まれなかった。彼は子どもができた場合、強度の先天性障害を持って生まれてくるかもしれないことを恐れていた。だから、子宝に恵まれなかったことは、逆に神仏の恵みと思って過ごしてきたという。

本郷の大学への通学のために都電に乗ったが、都電のパンタグラフが、しばしばスパークして「ピカッ」と光る、その途端に彼は全身が硬直して血が凍ったような状態になり、しばらくして元に返るのであった。潜在的に、あの日の白神社前の市電の体験を、神経が思い出していた。

広島での原爆被災については近親以外には極秘にしていたが、1956 年、思いがけず京都大学の血液学教室から入院検査の通知が来た。一週間入院して徹底的な検査をしたが、「至近距離被爆者でも 10 年経って全身に特に異常がない人がいることがわかりました」と言われただけで退院させられた。大塚さんは、今はどうもなくても不安だから今後定期的に検査してほしいと再三頼んだが、ついに何の音沙汰もなかった。

1968年頃、広島大学原爆放射能医学研究所の湯崎稔教授が大塚さんの神戸の自宅を訪問し、被爆者とその対策の現況等について詳しく話した。その後も幾度となく面談し、被爆者手帳をとるように勧められ、申請することになった。

大塚さんは原爆のことと一緒に、軍隊時代のことを全て忘れ去ろうとしていたので、被災当時彼を助け出してくれた命の恩人の名さえ、思い出さないほどだった。随分気が引けたが、軍隊時代の彼の教官でもあり上司でもあった人が和歌山にいたので、その人に証明してもらって手帳を申請した。申請の時、被爆場所は白神社の市電内と記載したら、「白神社は小町で、そこは爆心から800メートルなので、距離800メートルとします」と言われ、被爆者手帳には800メートルと記載された。しかしその後、湯崎教授には、「私が乗っていた電車は間違いなく500メートル圏内であり、しかも一緒の電車に乗ったと推定できる人が現に生きている」と明言した。

2003年に広島大原医研の早川武彦教授の協力を得て、筆者は、大塚さんが白神社前の停留所付近で被災し、その場所のゼロ地点からの距離が500メートルであることを確認した。この距離では、屋外にいれば致死の量の放射線を受けていることになる。しかし、彼は生存している。何らかの原因で、奇跡的な線量回避があったに違いない。

急性放射線障害を克服

ゼロ地点から500メートルの距離で、屋外にいて核爆発からの放射線を直接受けたなら、即死となるのが普通である。人体が受ける放射線の量を線量と呼ぶ。すなわち、大塚さんのいた地点の屋外線量は致死線量であった。

放射線とは、科学的にはエネルギーの意味である。その実体は運動エネルギーを有する光や電子など、自然界にある基本粒子である。核が放つ放射線を核放射線という。核爆発の場合、火球からの瞬時の閃光には可視光、紫外線、赤外線のほかに、強烈な核放射線が含まれている。爆発後1分以内に初期核放射線が放射される。この実体はガンマ線と中性子である。ガンマ線は核が放つ高エネルギーの光である。

線量を表わす単位をシーベルトと呼ぶ。線量は人体全身が吸収したエネルギーの量を、体重1キログラムあたりで表わしている。特定の臓器に限定して線量を示すこともある。広島や長崎の核爆発からの放射線被曝では、全身が影響を受けているので、全身の線量をシーベルトで表わす。一方、病院でのがん治療で、放射線を使用する場合は、がんに侵された臓器を狙って放射線を照射する。この場合は臓器の線量になる。これに対しては、通常グレイという単位を用いる。意味は同じで、臓器1キログラムあたりに吸収された放射線のエネルギーである。

グレイは物に対して使用し、シーベルトは人に対して使用する放射線の単位となっている。放射線の種類によって、人体影響の度合いが異なるので、そうしたことを加味した量がシーベルトである。ウランやプルトニウムの核分裂の際に放射されるのは光と中性子である。人体への影響の度合いは、両者が同じエネルギーとすれば、中性子は光のおよそ10倍の影響を与える。したがって、中性子被曝の方が怖いが、核爆発から発せられる総量としては、光の方が多い。

線量の大きさに応じて、放射線障害の有無、種類、そして重篤度に差が生じることが、X線の発見以来100年以上の研究でわかっている。この学問は放射線防護学と呼ばれている。もともと医学界から始まった学問であるが、物理学者が大いに関わっている。この放射線防護学の知見から、大塚さんの線量を、彼の臨床症状から推定することができる。しかも、なんら特別な検査もせずに。詳しくは第3章で説明する。

8シーベルトを超えれば100パーセント死亡する。症状としては、10分以内に嘔吐し、1時間以内に激しい下痢症状となり、意識不明となる。1999年の東海村臨界事故で亡くなった作業員はこれに該当した。

大塚さんの場合は衝撃波を受けた瞬間の一時的な意識不明はあったものの、すぐに意識を取り戻している。しかも嘔吐はなかった。したがって、8シーベルト未満である。

さらに、下痢がなかったので、線量は4シーベルト以下である。4シーベルトは半致死線量である。この4シーベルトを多数の人が受けると、60日以内に半数の人が死亡する。彼のその後の生存事実から、線量は4シーベルト以下であろうという推定は妥当である。大塚さんは結婚したが、子宝に恵まれなかった。これは、放射線被曝で、永久不妊症となったと考えられる。放射線防護学研究によれば、男性の永久不妊は3.5シーベルト以上の線量で起こる。逆にこの線量未満では永久不妊にはならない。

本人の証言にある臨床症状を総合的に判断して、筆者は線量を3.5から4シーベルトの範囲と推定した。きわめて厳しい線量を受けたものの、運よく生存できる範囲であった。ただし、この線量範囲は急性放射線障害が発生する値である。

造血機能、精原細胞（精巣にある生殖細胞）、頭皮を含む皮膚などが損傷を受けやすい。大塚さんの証言によると、これらいくつかの部位での放射線障害が見られた。

さて、なぜ大塚さんは電車内で大幅な線量回避ができたのであろうか。筆者は閃光を受ける直前に彼が、座席に座ったという証言にその答えを見出した。旧来の広島電鉄の車輛の座席の配置は、進行方向に並行して対面する二列である。おそらく、その席は北西方向のゼロ地点から見て反対の東側の列にある座席だったと考える。もし、ゼロ地点側なら、致死量の核放射線を受けたに違いないからである。

証言には「ああ白神社だな」とある。混み合った車輛に乗りながら、彼は後を振り返り、白神社が目に入ったのではないか。白神社は南北に走る宇品線の東側に、そして火球は西側に位置する。彼は白神社側の座席に座った。そのため火球と車輛のなかの比較的低い位置にある大塚さんとの間に乗客たちが立っていたことになる。大塚さんはこれらの乗客に遮蔽されて、閃光の直射を免れたのであろう。

直下の地下室で

広島平和記念公園の北東側の入り口、元安橋（もとやすばし）南詰に無料休憩所・レストハウスがある。被災当時は広島県燃料配給統制組合の本部であった。この建物は地上3階地下1階で、鉄骨鉄筋コンクリート建ての丈夫なもので、ゼロ地点から南西約170メートルに位置する。多少の損傷はあったものの、破壊はされなかった。野村英三さんは、その日の午前8時15分にその地下室にいた。彼が広島のゼロ地点から最近距離にいた生存者である。広島市発行の『広島原爆戦災誌』に掲載された彼の証言をもとに、その時その場で起きた災害を科学的に検証する。

組合は毎朝8時に全員を二階に集めて、国民儀礼をするのが恒例であった。その朝も業務部長の音頭で行ない、全出勤者37人は各階の各自の机に戻って仕事前に一服していた。さて仕事だと机上を見たところ、いつもの書類がまだ置かれていない。いつも課長が地下室から持ってくるのを今朝に限って忘れていたのだった。そこで自分の隣の広瀬女子事務員に取りに行ってもらおうと思った。しかし彼女が忙しそうにしていたので、彼は自分で地下室へ降りて行った。

その直前、彼はメガネをはずし、財布をポケットから出し、そしてズボンのベルトにつけている懐中時計を取り外し、それら三点を机上に揃えた。この品はみな焼けてしまったが、なぜそんなことをしたのかは、彼自身もその後どうしてもわからないという。

地下室は建物の3分の1の広さで、10坪余りの狭いところであった。暗いので、いつも電灯がついている。書類が見当たらないので、あちこち探して階段下の金庫のところへ来た、その時だった。ドーンというかなり大きな音が聞こえた。とたんにパッと電灯が消え、真っ暗になった。同時に頭に2、3ヵ所、硬い小石のようなものが当たった。彼の別の証言では、この時、一瞬だが、意識不明になっている。

痛い！ と、手を頭にやってみたら、ねっとりしたものが流れている。血だ！何だろう、何事が起こったのだろう。しばらくしてわからないまま頭のほかにどこか傷を負ってはいないかと上半身、両腕、両足その他を調べてみたが、別に異状はないらしい。室内は真っ暗で何も見えなかった。

彼の証言には閃光については何ひとつ触れられていない。地下室には閃光が直射されなかったのである。清水建設に保管されていた平面図によれば、火球側すなわち東側の壁面には全階とも窓はなかった。しかも戦前の建物のコンクリートは分厚い。地階と一階をつなぐ階段は建屋の中央からやや南側に位置する。現存する公園内のレストハウスの地下室へ通ずる階段の出入り口は、東側の元安川の川辺を向いており、そのまま外へ出ることができるが、戦後、建屋は大幅に改修されている。

野村さんは階段のすぐ下に立っていた。暗いなか、上ろうかと思って階段に足をかけたが、いつもの階段ではなかった。板切れや、瓦や砂がごちゃごちゃに混じった坂になっているように感じた。

柔らかな俵のようなものが足の下にある。おかしい。両手でそっとさわってみた。半分くらい砂の中に埋もれている。あっ人間だ！　抱え起こして、声をかけたりいろいろしてみたが、がっくりしていて、もはやこと切れているようだ。とたんに体が震えてきた。

奥の方から闇をついて、「助けてくれー」という男の声がした。その声がつづいて聞こえてくる。そしてすぐ泣き声にかわった。オオーン、オオーン、と。階段を急いで上りつめたとたんに、頭をゴツンと打った。手でさわってみるとコンクリートの壁らしい。両手で押してみたが、ビクともしない。出られない。

あっ、しまった、直撃弾だ！　この建物に当たったんだ。地上の建物が崩壊して、この地下室だけがわずかに残ったんだ、と感じると、たまらない気持ちになった。出られなければここでこのまま埋もれてしまうのか、そのときゴーという水の音が聞こえてきた。この地下室には20センチメートルくらいの水道管が元安橋の裏側を通って入ってきている。そうだ、水道管の破裂だ！　どうしよう。死は時間の問題だ。ああ、だめか、と思ったら、４人の子どもたちの顔が走馬灯のように頭の中を通り過ぎた。

ゼロ地点から170メートルの堅牢なコンクリート建造物の地下室内で、その時にあった生存者自身の体験と目撃に関する貴重な証言である。高度600メートルの爆発点から地下室内は直線で800メートル。地下室内の職員たちが気がつかない状況で、ほぼ真上に直径200メートルの核爆発の火球が出現した。閃光に含まれる可視光線は地下室には侵入しなかったが、衝撃波の方は大幅に弱められながらも、およそ0.8秒で地下室内へ突入してきた。地上の電線はこの衝撃波の力で断線したので、地下室の電灯は消え真っ暗になった。

衝撃波強度は屋外が最大である。堅牢なコンクリート建屋内では、窓や出入り口の開口部分の面積が小さいほど弱められる。正確には、壁面の面積に対する開口部の面積の比率が小さければ小さいほど安全になる。地下空間では、出入り口面積が小さくて、その内部の容積が大きいほど安全になる。さらに、入り口から離れるほど衝撃波の圧力は弱まるので、奥ほど安全である。筆者は旧ソ連のセミパラチンスク実験場の調査で、そうした構造の地下シェルターをゼロ地点近くに発見した。

さて、野村さんたちのいた地下室で、電車内の大塚さんのように地下室内で伏せて頭部を抱えるように保護する体勢でその時を迎えれば、室内の全員が衝撃波による被害を回避できたはずである。しかし、予告なしに衝撃波を受けた彼らは、室内で吹き飛ばされ負傷した。骨折したり、頭部をコンクリート壁に打ちつけ意識不明の状態となった。野村さんは運がいい方だった。

彼は無我夢中で真っ暗な地下室からの脱出を図った。気がついたときは１階の室内に立っていた。１階のひとつの窓辺に人影が黒く映った。室内の模様は、薄暗くてはっきりわからないが、戸棚や椅子などがひっくりかえっていた。それらをかき分けるようにして窓辺に行って、「誰か」と聞いたら、「広瀬です」と応えた。「おお広瀬か、外は」と聞くと、「道路です」という。２人は外の道路へ飛び出した。外は真っ黒い煙で暗く、半月くらいの明るさだった。よく見ると、広瀬さんの顔や手から血が流れていた。

広瀬さんは、地上階の室内にいたので、衝撃波で粉砕されたガラス片に当たって負傷したと考えられる。ゼロ地点周辺のガラス窓は全て粉砕され、それぞれが弾丸のように空を飛び、屋外にいた多数の人たちに突き刺さった。これが、衝撃波から派生する都市の致命的被害の一種である。幸い、地下室には窓がなかったので、野村さんは、粉砕したガラス片で大きな傷を負わなかった。

目撃された直後のゼロ地点

2人は急いで元安橋のところへ来た。橋の中央手前のあたりに、全裸の男性が仰向けに倒れて、両手両足を空に伸ばして震えている。そして左腋の下のところで何か円い物が燃えていた。橋の向かい側は黒煙で覆われて、炎がチラチラ燃え立ちはじめたのが見えた。

橋の上で目撃した被災者は、おそらく近くの屋内で直射を免れ、反射的に屋外へ飛び出し、橋の上で意識を完全に失ったのではないか。はじめから橋の上にいたなら、衝撃波で吹き飛ばされて体が存在できないはずだからである。50シーベルトを超えた線量を受けると、全身が痙攣する症状を示し、中枢神経死となる。近距離で散乱した初期核放射線を高レベルに受けたのであろう。さらに、その時の直下はものすごい高温で衣服が最初に燃え、加熱された人体も燃え出したのであった。

野村さんたちは橋を渡らずに、平和塔の方へ走っていった〔ここで言う平和塔とは、1947（昭和22）年8月慈仙寺鼻（現在の平和の鐘付近）に竣工した慰霊、集会施設のこと。1952（昭和27）年現在の原爆慰霊碑が完成するまで、平和記念式典はそこで行われていた〕。ここは家屋疎開の跡で、広場と一部が菜園になっている。川に下りる石段のところにいって、2人は腰を下ろした。

元安川を隔てた対岸の、産業奨励館の東側は、その日までは猿楽町（さるがくちょう）という活気あふれる町があった。江戸時代から能楽に関わる人たちが暮らしていた。当時、商店、製造業、旅館などを営む260世帯、1,055人の住民がいたが、疎開や勤労奉仕などで町を離れていた165人以外は全員が死亡した。

野村さんが周囲を見渡すと、地上も空も真っ黒い煙に覆われていた。その煙の中に組合の建物がボーッと建っている。正面の川向こうには産業奨励館も建っている。左向こうには商工会議所も見える。煙の下の方から、燃えている炎はだんだん大きくなってきた。しかしまだこれら3つの建物には火の気配はない。しばらくすると、組合の窓枠が燃えはじめた。どの窓にも火がつき、火は内部からも上がった。それから少し間を置いて、産業奨励館も同じようになった。間もなく商工会議所も窓から内部へと燃え出した。このあたりで最後に燃えたのが商工会議所で、郵便局は一番最初に燃え出したように思えたという。

組合のある中島本町（なかじまほんまち）は、閃光直後の衝撃波で全戸がなぎ倒された。熱線を浴びた木造家屋は高温になり、そして衝撃波の通過で一瞬真空となった町へ空気が逆流して一気に燃え出したと考えられる。堅牢な鉄筋コンクリートで開口部分が小さい建物は、高温になりにくかった。それでも、窓から熱線を受けた部分から次第に火がついた。

この間に組合の建物から逃れて来たものは、野村さんを含めて、男性４人、女性４人の計８人となった。そしてみな石段に腰を下ろして、ひとところにかたまった。片方の目がだんだん見えないようになったという女性、気分が悪くなったという男性、頭が痛むと訴える者、みなそれぞれに外傷のほかに、体の内部の故障もあるようだった。ただし、苦しんでも声を立てず、ほとんどが黙っていた。

１シーベルト以上の放射線を瞬時に浴びると、吐き気や倦怠感の症状を起こす。この時すでにこれらの人たちに、急性放射線障害が見られたのである。

火勢は次第に広がり大きくなって、体は熱くなってきた。川の水は満潮からだんだん引潮になるので、彼らは一段一段と石段を下りる。筋向かいの郵便局の黒煙は、竜巻のようになって空中高く昇っている。ときどきその煙の竜巻が倒れかかって、頭上に来た。その中から焼けたトタンや、焦げた板切れなどが降ってきて危ない。落下物を見て身をかわすために上方を見ていると目の中に煙が入り、痛さと涙で耐えられない。煙を一度吸うと咽喉がむせてかなわなかった。野村さんは、腰の古タオルを外して顔に当ててみたら、目も呼吸もいくぶんか楽になった。降ってきた焼トタンを拾って、それぞれに渡したので、一同はそれで体を覆い、熱気と降下物の危険からだいぶ逃れられた。

元安川の水の一部が盛り上がったと思ったら、クルクルと円柱になって空高く舞い昇った。水の竜巻である。その中から風下に水が落ちている。火勢は熾烈だ。川向かいの煙が火の粉とともに襲いかかった。一同が石段を上って広場に逃げると、とたんに火の粉がまた襲いかかってくる。やむなくもとの石段の石垣の隅に、小さくかたまってしまった。体を覆うトタンを川水に浸しては覆い、浸しては覆いしてしのいだ。先ほどから遠くや近くで石油缶が爆発したような音を十数発聞いた。時限爆弾ではないかと、ひやひやしたという。

ゼロ地点を中心に火災が発生し、街は大火災となった。熱気の上昇にあわせて、周辺から空気が大量に流入し、竜巻が発生した模様である。野村さんたち以外にも、複数の人たちが市内各地で強力な竜巻を体験している。それによると、人も巻き上げられていたという。

その後、ポツリポツリと大粒の雨が落ちはじめて、次第に烈しくなり、ついにドシャ降りになった。野村さんたちは雨宿りの場所を求めてそれぞれに身を隠した。しかしほとんど全員がずぶ濡れになってしまった。雨が止んだ頃には、寒さのために震え出して歯の根も合わない。で、そこでまた火の方へ近づいて体を温め、2、30分もしたらやっと人心地がついた。

8月の盛夏にもかかわらず、大火事の中心のゼロ地点が、寒さのために火に近寄るほどになった。核爆発の後しばらくして起きる、上空で冷却した水の降下で、燃え上がったゼロ地点が冷やされたのであった。

ゼロ地点からの脱出

しばらくして、中心部はだいぶ火勢が衰えてきた。北側の相生橋(あいおいばし)に行ってみると、周囲は猛烈な煙と火だ。紙屋町以東は煙で見えない。その北側の方も煙だし、西南方も同じく煙だ。「脱出して救援隊に知らせてくれないか」と1人が言った。行く手の模様が全然わからないこの火の中をくぐることは死を意味する。「出るからには再びここへは帰られないことを覚悟しなければ」と言って、大型の焼トタン板を1枚手にして、再び相生橋上に立って、どの方面に救援を求めに行こうかと見渡した野村さんは、西方の己斐の方へ向かった。

南方3.7キロメートルの江波(えば)山にある広島管区気象台職員の目撃情報によれば、ゼロ地点周辺の顕著な驟雨は午前9時に始まっている。火災も9時頃から大きくなっている。局所的に激しい旋風は11時から15時の間、市の中心から北側で発生した。この時刻を採用すると、野村さんの脱出時刻は11時30分過ぎとなる。すなわち、ゼロ地点に3時間とどまったことになる。

左官町(さかんちょう)、十日市(とおかいち)、土橋(どはし)まで来る間に、何度となく地上やら、倒れた電柱の間やらに身を伏せた。市電の鉄橋の枕木があちこち燃えている中をよけて飛び渡り、やっと福島町(ふくしまちょう)に出た。ここはまだ煙もなければ火事もない。空は青天だ。振りかえって見ると、火と煙の地獄だった。よく出て来られたものだと思った。ゼロ地点から1,800メートルの位置である。

己斐に着いた。ここは負傷者ばかりで、どこにも救援隊はいなかった。それから草津(くさつ)まで来たら、はじめて罹災者の手当てをしている兵士5、6人に会った。なんとか同僚を救ってくれと頼んだが、求める方が無理だということが、幾千人とも知れぬ負傷者を見ただけでわかった。草津はゼロ地点から５キロメートルである。残った者のうち２人は、ほとんど大きな負傷はしていないので、心を残して野村さんは廿日市（はつかいち）へ向かった。廿日市に着いたのは 14 時半頃であった。廿日市はゼロ地点から西南西 11 キロメートルの海に面した町である。

中島本町から、十日市、己斐、草津、廿日市までの道のりは、およそ 13 キロメートルである。徒歩の速さを毎時４～５キロメートルとすれば、およそ３時間で、廿日市に到着できる。江波山の気象台の目撃情報と野村さんの証言から推察した、11 時 30 分にゼロ地点を出発すれば、14 時半に廿日市に到着したとの証言と一致する。だとすれば、野村さんは、ゼロ地点におよそ３時間とどまったとする先の推論と矛盾しない。

野村さんの線量回避と健康の回復

堅牢なコンクリート建造物の地下室にいた野村さんをはじめ、地上階にいた人たちの計８人が、頭上の核爆発の初期被害を幸運にも回避した。彼らは炎上した町の一角の広場に一時閉じ込められる状況になった。ゼロ地点周囲の火災が鎮火して、最も元気だった野村さんが、救援を求めに死地から脱出を図った。おそらく出発時刻は 11 時半であろう。

野村さんは、火の中を突き進み、広島全体に生じた大災害を目のあたりにした。そして救援隊が組織できるはずもないことを悟った。彼は３時間くらいは歩いた。ゼロ地点で被災したにもかかわらず元気である。危険な衝撃波・熱線を回避したばかりか、核爆発が発する初期核放射線の被曝を大幅に回避した証拠である。

９月１日の夜、急に悪寒を感じ、40 度前後の発熱がその後７日から８日間つづいた。この間廿日市町では、毎日何人となく自分のような状態の人が死んでいった。咽喉は痛んでくるし、出血斑紋は５、６ヵ所も出る。歯茎が腐り、下痢は 10 日以上もつづいて、衰弱していった。一時的な脱毛もあったと、彼の別な証言にある。

放射線障害が現れたからには、顕著な線量を受けたに違いない。それは地下室へ侵入した初期核放射線の散乱線が第一であると考えられる。ただし、初期核放射線は最初の１分なので、地下室から出た時には、すでにその危険はなかった。

第二は初期核放射線に含まれていた中性子を吸収し放射化した都市表面からの

継続的な二次ガンマ線被曝である。彼は、地下室から屋外へ出て、ゼロ地点におよそ3時間とどまった。その間の都市表面からの二次ガンマ線による線量はおよそ0.1シーベルトになると推定される。これは、1986年に日米の調査で評価された広島の線量体系（DS86）に基づき筆者が計算した。この被曝は爆発の5分後からあったものとした。

3時間滞在中のもうひとつの核放射線被曝は、雨水の煤に含まれていた中性子誘導放射性物質によるものである。これは直接皮膚に接触するので、ガンマ線のほか、ベータ線による皮膚被曝が顕著になる。脱毛の原因ともなる。電子であるベータ線は、皮膚表面の組織に吸収される。ただし、この雨水の煤からの線量の計算は困難である。

一方、彼の脱毛症状からは、1シーベルト以上の線量と考えられる。さらに、彼には嘔吐したとの証言がないことから、散乱線による1シーベルトを超える瞬時被曝はなかったのではないかと推論できる。これらの考察から、野村さんは、地下室にいたため初期核放射線で致死的な線量は受けなかった。屋外に出てから、ゼロ地点での3時間程度の滞在も含めて、およそ1シーベルトの線量を受けたのであろう。

その時、中島本町にいた住民全員が即死ないし、即死に近い状態にあった。堅牢なコンクリート建造物の燃料配給組合内にいた37人のうち8人が初期被害を大幅に回避した。ただし、地下室にいた1人を除き、地上階の7人は初期核放射線の散乱線による顕著な被曝があったと推察される。この7人は、閃光の直射と衝撃波は大幅に回避できた。しかし、西北方向に面した窓と玄関の開口部から侵入した直射核放射線が屋内で散乱した。この散乱線で4シーベルト以下の線量を受けた。その後、中性子放射化による二次ガンマ線による線量も加算されて体力が弱まり、ゼロ地点から脱出ができなかったのではないか。

野村さんは、急性放射線障害を発症した。薬はなく、医師は手当ての方法がわからなかった。親戚も家族も諦めていたという。しかし、幸い、線量が1シーベルトだったので、時が経つにつれて回復し、健康を取り戻した。その後、84歳で他界した。

江波山広島管区気象台技手が目撃したその時

その日、米軍の爆撃機B29が高度およそ8,500メートルで広島市東北上空から侵入し、高度9,300メートルから核爆弾を投下した。この大災害について、市の南方 3.7 キロメートル地点、標高 70 メートルの江波山広島管区気象台の北勳気象技手らによる目撃報告がある。

当時の天候は晴であった。8 時 15 分頃、北技手は１階の無電室で唯一の窓に向かい受信中、同方向に太陽が出ていたにもかかわらず、それをしのぐ閃光を感じ、顔を上げた瞬間、青空を白色の朝顔のような光幕が、あたかも水面に油滴を落とした時のように、天空に広がっていくのを見た。火球を中心に同心円的に、秒速数キロメートルの速さで白色から赤白色の波面が広がるのが目撃された。二分の一秒後には、直径 4 キロメートルにわたり全市が、赤い朝顔の花を逆さに伏せたように覆い包んで見えた。次の瞬間（0.5 秒後）に、熱いと叫ぶほどの熱感を受け、至近に爆弾が投下されたものと思い、とっさに床に伏せた。その 2、3 秒後に爆風が頭上を通過した。

後日、北技手は、この時の動作を何度も繰り返しながら時間を計り、閃光を感じてから衝撃波通過までの時間を 5 秒間と結論した。これが、広島の核爆発からの衝撃波の広がる現象を観測した報告である。江波山気象台への衝撃波到達時間から、衝撃波速度は毎秒 740 メートルと推定される。

一方、米国は多数の実験から、衝撃波の到達速度に関するデータを得ている。その情報から、広島の核爆発で生じる衝撃波が江波山の気象台に到着する時間は 9.2 秒と計算された。これだと、衝撃波速度は毎秒 400 メートルとなる。

北技手の感覚的な計測時間はその値よりも 4 秒短い。両者は概数としては一致している。衝撃波の持続時間は、米国データに基づけば 1.2 秒である。閃光の速さは光と同じく、1 秒間に地球を 7 回り半するほどであるので、爆発点から江波山までの到着時間は 0.0 秒となり、瞬時といえる。閃光を感じる時と衝撃波到着時にそれぞれ、1 秒の誤差があっても、4 秒近くの差の説明はつかない。

そこで、本書では、米国の実験を基礎として、衝撃波の到達時間を計算した。ゼロ地点から 500 メートルでの電車の衝撃波の到着時間はこの計算によった。大塚さんの被災地点は、高度 600 メートルの爆発点から直線で 760 メートルなので、衝撃波の到着時間は 1.7 秒と推定した。なお、衝撃波の詳しいことは第 3 章で取り上げる。

北技手は床に伏せたので、けがをしなかった。しかし、ゼロ地点から 3.7 キロメートル離れた気象台のなかは、ガラス戸が破壊され、重い受信機が 1 メートルも吹き飛び、負傷者が出るなどの被害が発生した。ガラスなどの小破片が壁や受信機などに突き刺さっていた。

30分後には市街は大火となった。爆発と同時に市の上空に大きな積乱雲が生じ、10～11時には雷が鳴り、市の北西部は降雨となった。しかし、南方は晴れていた。

閃光に続いて衝撃波が通った後、しばらく経って黒い煙の条（すじ）が幾本も市中から立ち昇って火災の発生を示した。大火災による巨大な塔状の積乱雲を終日発達させ、かつ黒雲（乱層雲）は爆発後20～30分から北北西につぎつぎに移動して、その進行につれて顕著な驟雨現象を示した（9時～16時）。火災は9時頃から大きくなり10～14時頃に最も盛んで、夕方にはやや衰えたが、3日間も燃え続けた。

この技手の証言が、直下のコンクリート建造物の地下室から生還した野村英三さんの、ゼロ地点にとどまった時間の推定に参考とした部分である。

中性子による都市と人の放射化と黒い雨

6日の午後はほとんど全市が火災の煙で包まれていた。黒塵煙の柱が立ち昇って全市の上を覆い、続いて生起した驟雨によって洗い流され、市西方の黒雨現象となった。雨にあわず気流に運ばれた分が黒塵の降灰現象となった。黒雨現象は、広島管区気象台の気象技師、宇田道隆、菅原芳生、北動の努力によって調査された。

宇田らの調査によると北北西の方向に伸びた黒雨降雨地域は長径19キロメートル、短径11キロメートルの楕円の内部に1時間以上の激しい雨が降り、少しでも降った地域は長径29キロメートル、短径15キロメートルの楕円形に及んでいる。こうして、降雨地域の範囲を記す最初の歴史的地図が作成された。

山間部の学童疎開先から、高須（たかす）の自宅に帰った少年が、泥で汚れた雨戸の傍らで寝たところ、急性放射線障害である脱毛になったという。池や川の魚が死に、草を食べた牛が下痢をしたと報告されている。

雨水中の泥分に、理化学研究所調査班の佐々木、宮崎らが、顕著な放射線を検出している。2ヵ月後でも、自然放射線の50倍であった。

地表にあった物質は火球からの中性子を吸収し、放射化した後に炎上した。これが黒い煙や灰となって上空へ舞い上がった。これらのうち、半減期が数分から数時間の短い放射性物質が顕著な線量の原因となる。中性子で放射化した物質には、数万におよぶ死体も含まれていた。人体の放射化では、放射性ナトリウム（半減期間15時間）が代表的である。これら放射化物質を含む大量の煤が雨水に混じって、ゼロ地点を含む風下の北西地域に降った。寿命が短く初期数日間の線源となる。これを受けた人や家畜の皮膚は、ベータ線被曝で、急性障害を示し、脱毛症状が現れた。また体内に食物や飲料水として取り込まれると、消化管の表面がベータ線の影響を受ける。

一方、核爆発で生じた核分裂生成物の大半は高温の火球に含まれているために、成層圏まで上昇し、広島近郊に多量に降ることはなかった。一部は爆発時に地表の方向に放射されて、地表から舞い上がる物質と混合して風下に降下した成分もあったが、第2章で説明する地表核爆発に比べたら、無視できるほどの線量程度と考えられる。地表核爆発では致死線量となる核の灰が降下してくる。

筆者は、大学院の学生時代にこの広島の黒い雨に関連して降雨地域の濃縮ウランを調査した。しかし、核爆発後の核の灰の降下現象を科学的に理解できたのは、1995年以後の米ソの地表核爆発実験の影響調査においてであった。

被災者の証言にみる距離別の災害の様子

広島のゼロ地点から距離別の初期被害は、1キロメートル以内は高度に壊滅的、1～2キロメートルは中度、2キロメートル以遠は軽度であった。

人的被害では屋内と屋外とで差がある。屋外ではまともに衝撃波を受ける。人体が吹き飛ばされる以外にも、粉砕され弾丸のように飛ぶガラス片が突き刺さり、致命傷となった。屋外であっても、建造物の陰では被害は減じられた。屋内では、木造と鉄筋コンクリートで大きい差となった。木造家屋は衝撃波で倒壊した。その下敷きになって、逃げ出せない人たちは、間もなく火災で焼かれてしまった。次に、距離別の生存者の証言から、その時の惨事の空間的広がりと時間変化を検証する。

西方800メートルにいたある女性は、木造家屋内で光に包まれると同時に飛ばされて、家の下敷きとなった。すぐに救い出されると、外は、夕方よりも暗くなっていた。天満（てんま）川に下りて北方へ避難した。途中、1時間以内に、大粒の痛いほどの雨に打たれた。雨は黒く、2時間も降り続いた。

北西800メートルにいたある男性は工場が倒壊したが、這い出した。周囲は一面が倒壊していた。付近の住民はほぼ全滅であった。川を泳いで渡り、西方へ避難した。川を渡った頃には、大雨大風の中、大火となっていた。汚れて黒く油のような大きな粒で痛いような荒い雨に打たれた。鉄道の線路伝いに高須付近まで行く。被災者たちは火傷し、皮膚が剥け、血まみれでほとんど全裸で、真っ黒い油のようなものを浴びて泣き叫びながら逃げた。山手の松樹、横川（よこがわ）、己斐の線路脇に並ぶ柵の杭の頭も燃えていた。

北北西1.5キロメートルの逓信病院の職員によれば、閃光を感じ、外を指差したとたんに、1メートル離れた暗室へ吹き飛ばされた。ほぼ全員がガラスの破片で負傷した。室内の南側の者たちは火傷を負った。午後1時頃、大雨が30～40分間降った。

北1.8キロメートル離れた横川駅員の証言では、閃光とほぼ同時に建物が崩壊した。衝撃波でズボンの前が裂けた。屋内外で多数が火傷した。日食時のようにあたりは暗くなった。50分後、駅舎は炎上した。1時間を過ぎて、大粒の雨が夕立のように降り、2～3時間続いた。倉庫や貨車にも着火した。

東2.0キロメートル離れた広島駅の助役の証言では、衝撃波で窓が破壊し、天井が落ちた。20分後には駅前から出火した。竜巻が発生し、トタン板を紙のようにくしゃくしゃにして飛ばした。竜巻は家や橋を破壊し、川の水を巻き上げげた。

北西3キロメートルにいた男性の証言では、光って20分後に大夕立となり、16～17時頃まで降った。谷川は大出水となり、黒い水が流れた。通る人の顔は真っ黒だった。

西方4キロメートルの目撃者の証言では、光った瞬間に頬が海水浴で日焼けしたようにひりひりと焼けた。ガラス戸は全壊し、天井は吹き上げられた。

5キロメートル以遠では、爆風による家屋の損傷はあるものの、火傷の報告はない。

西南西11キロメートルの廿日市駅の駅長と助役は、閃光を見た方向に灰色の大きな雲を目撃した。30秒後に、爆音と同時に爆風が来た。ガラス戸が外れ、ガラスが破れ、桟も折れた。屋根瓦は飛ばなかった。火傷はなかった。

南西15キロメートルの宮島(みやじま)駅長は、閃光の後に火球を目撃した。それが雲と化して天空へ昇った。爆風で、窓ガラスの3割弱程度が破損した。証言によると、爆風はおよそ3分後に到着したとあるが、筆者は40秒後が正しいと考える。

衝撃波と閃光熱傷による人的被害は、およそ2キロメートルに及んだ。建造物の被害として、火災は1.5キロメートル以内の範囲は全方位で全焼した。それ以遠では最大2.8キロメートルまで全焼した区域があった。衝撃波による木造家屋の倒壊は、2キロメートル以内の範囲はおおむね全方位であった。それは最大2.7キロメートルに及んだ。

建造物の距離別の生存率

ゼロ地点を中心に数キロメートルに及ぶ建造物は破壊された。広島市の調査が1946年8月に市内の町内会長の協力を得て実施された。また広島市は被災50周年記念事業の一環として、建造物被害の記録を再度とりまとめた。

被災前には76,000件の建物があった。住宅が85パーセント、店舗が11パーセントである。99パーセント以上が木造だった。ゼロ地点から2キロメートル以内に60パーセント、3キロメートル以内に85パーセントの建物があった。ただし戦時下の建物疎開で約9,000件が失われていたが、この数が調査の数に含まれていたかどうかは不明な点がある。大多数の人が死亡し、記録が失われているので、この数もあくまでも推定である。

1946年の調査の結果、被災した市内およそ76,000件の建造物の90パーセント以上が焼失ないし破壊され、壊滅的な被害を受けた。68パーセントは全壊全焼であった。

5キロメートル以内には73,641件の建物があり、95パーセントが大破以上の被害を受けた。核爆発による大災害を、都市の建造物の生存率で評価してみる。この生存率は被災後に再利用可能な建物の割合と定義する。本書で再利用可能な建物とは、損傷は受けたものの大破しなかった建造物とする。ゼロ地点から1キロメートル以内での建物生存率は0パーセント、2.8キロメートルで10パーセント、4.0キロメートルで25パーセントである。遠方まで、木造家屋が損傷を受けている。被災者の証言から、火災はなくとも、衝撃波による被害が遠方まで及んでいることがわかる。

21世紀の日本の建造物は、20世紀と比べて強度が増しているとはいえない。少なくとも、戦前の強度のあるコンクリート建造物はほぼ姿を消した。あるいは、そうした強度のある新規建造物は造られていない。関東大震災にも耐えるとされた建築基準は今はない。高層建築は鉄骨とガラス面、軽量外壁と軽量の床で造られている。2001年9月11日、ニューヨークの世界貿易センタービルの上部へジェット旅客機が激突した時に瓦解している事実もある。高層ビルの外壁、屋根、床は衝撃波を受ければ吹き飛ぶのではないかと思われる。個人住宅も多くはプレハブ建築化したり、木造モルタルである。したがって、現在の日本の都市も、広島の建造物生存率のデータからおおよその被害予測ができると考える。

直下500メートル圏内にいた78人の生存者たち

核爆発の直下に野村さんや、大塚さんのような体験をした奇跡の生存者たちがいた。ゼロ地点を中心に半径500メートル以内に、78人の生存者がいたことが、広島大学原爆放射能医学研究所（現、原爆放射線医科学研究所、略称は原医研）の疫学・社会医学研究分野が1968～70年に行なった原爆被災復元調査により確認された。この調査には、大塚さんの証言の中に登場した湯崎教授も参加していた。この圏内の推定犠牲者数は21,000人なので、生存率は0.36パーセントである。

これら近距離生存者の医学的総合調査が、1972年から長期にわたって実施されている。ゼロ地点を中心に半径500メートル以内の近距離生存者の発見と確認、その被災時の状況とその後の健康・生活に関する調査、および本人と家族に対する治療を含めた総合的かつ継続的健康管理によって、核爆発被災の本態を研究することを目的とした。生存者の居住地は広島県外にも及び、協力した被災者本人たちに加え、入院検査および治療も含まれる調査に関わった人たちの苦労が想像される。

ただし、当初より、この調査研究には物理部門が参加していなかった。原医研には物理部門である障害基礎部門に物理学の教授がいたのだが。物理学の里正治教授が線量評価の専門家として1994年より参加した。筆者が近距離生存者の防護学調査を開始したのは、2001年である。

近距離生存者は男性48名、女性30名で、被災時年齢は9歳未満3名、10～19歳24名、20～29歳15名、30～39歳16名、40～49歳17名、50～59歳3名であった。彼らはコンクリート建物の奥、地下室、満員の路面電車の中、建物の陰にいた人たちである。生死を分けたのは偶然ながらいくつもの幸運が重なっていたようだ。どの生存者も直接の閃光を受けず、かつ何らかの原因で強烈な衝撃波を大幅に回避している。

被災当時の状況の詳細が24名について判明した。外傷と火傷は20名にあり、重症ないし中等症が7名であった。脱毛はほぼ全例にあり、8名は頭髪の半分以上を失った。12名に下痢があった。11名に出血性症状があった。

急性放射線障害として、下痢は4シーベルト以上で発生するので、この24名中の半数が4シーベルト以上であり、半数が4シーベルト未満と推定できる。意識は6～8シーベルトで朦朧となり、ゼロ地点近傍から脱出できなくなるので、下痢症状のあった高線量生存者でも、筆者は線量を4～5シーベルトと推定する。なお、脱毛症状から全員が1シーベルト以上の線量を受けていると考えられる。

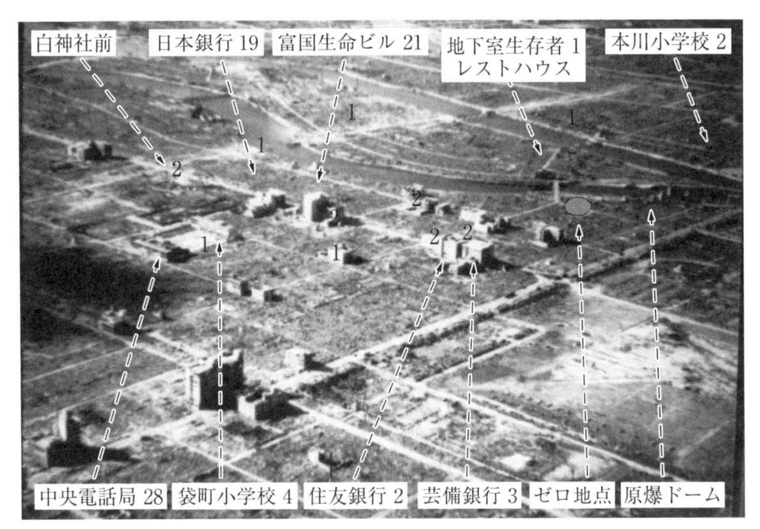

図 1-2　1945 年 10 月に米軍が撮影した広島ゼロ地点周辺の写真に見る近距離生存者の位置と人数。写真左上隅方向が南。ゼロ地点西側を流れるのが元安川。白神社、日銀、富国生命ビルの前の通りを宇品行きの電車路線がある。なお、中央電話局は 500 メートル圏の少し外側に位置する。また写真の範囲外・北側に 10 人の生存者がいる。

鎌田七男教授らは末梢血リンパ球染色体異常率の検査に基づき、個人線量を推定する方法を考案した。これは日米共同で調査した線量距離関数と鎌田らの染色体異常率との比例関係を用いて、線量が未知の生存者の線量を染色体異常率の検査から求める方法である。生物学的線量評価法である。

$$線量 = \frac{染色体異常率}{線量} \times 染色体異常率$$

線量距離関数から線量が確定した生存者群の染色体異常率を検査して、上式の分数式の値をあらかじめ求めておく。この値は全ての被災者に成り立つと考える。

協力の得られた近距離生存者 47 名に対して、この方法からの線量平均値は 2.8 シーベルトと評価された。そのうち 8 名が 4 シーベルト以上で、最高線量は 5.9 シーベルトであった。3 ~ 4 シーベルトが 8 名、2 ~ 3 シーベルトが 15 名、1 ~ 2 シーベルトが 13 名、1 シーベルト未満は 3 名である。先の急性放射線症状からの推定線量とおおむね一致している。

1972年から79年までの25年間の死亡者数は45名だった。その年齢別死亡症例数は、60歳未満4名、60歳代10名、70歳代15名、80歳代13名、90歳代3名だった。死亡時の平均年齢は74歳であり、顕著な寿命短縮は現れなかった。45名の死因は、悪性腫瘍が13名、脳血管障害が13名、肺障害が6名、心疾患が6名、その他7名である。

生存者も含めて78名中22名が悪性腫瘍を発症しているが、日本人の一般集団と比較して、この発生率は特別高いとはいえない。ただし、この近距離生存者中2名の白血病の発生は、一般集団で10万人中4.5人の白血病と比べて、顕著に高いことがわかる。

16キロトンの空中核爆発による人的初期被害と生存率

核爆発災害での死亡原因には、衝撃波、閃光熱傷と火災、初期核放射線、そして残留核放射線がある。犠牲者の各人は、それぞれ主な死亡原因は異なるであろう。また複合した原因も十分考えられる。ゼロ地点からの距離別の生存率の値は、災害の科学として意味ある情報なので、その値を求める。

都市が壊滅する大災害では、犠牲者の絶対数の推定は困難になる。人口に対する死亡数の比である生存率ならば今後の参考となる値になるであろう。ここでは考察する範囲をゼロ地点から半径5キロメートルとする。この範囲内の当時の人口は308,000人であった。これには、市内の軍人および朝鮮半島からの人びとの数は含まれていない。その数は4万人以上で、うち2万人は死亡したといわれている。

広島市の1946年8月10日時点の死傷者の公的調査と、1968年以後の近距離生存者の調査を合わせて、距離別の人的被害を評価した。本書では、ゼロ地点から500メートルの範囲内の数は、より確度の高い調査結果を使用した。それは、1946年8月時点では、ゼロ地点の位置が不正確であったと考えられるからである。さらに、大塚さんの例にあるように、生存者の被災した位置の確認の精度も高くはなかったと考えられる。

死亡数は1945年8月6日以前の人口から、当日市外へ離れていた人数を含む生存者数を差し引いて求められている。ゼロ地点から5キロメートル以内の当日の人口、生存者数、死亡者数の距離別の値を、まとめた。この範囲の人口は308,000人で、うち187,000人が生存した。5キロメートル圏内の生存率は61パーセント

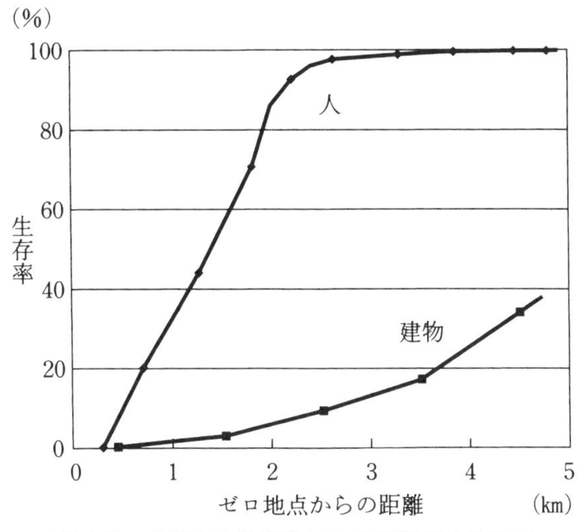

図1-3　広島空中核爆発による距離別の生存率

であった。なお、2.5キロメートル圏内での死亡数は10万人あたり45,000人で、生存率は55パーセントである。

広島の事例から求められた初期生存率を、東京などの大都市にあてはめて、人的被害を予測することができる。これは第5章で行なう。

ゼロ地点からの距離別の生存率を図1-3に示す。ここでは核爆発災害の被害予測として利用できるような形に整理した。この値は、ごく一部の鉄筋コンクリート建造物を除き、ほとんどが木造家屋の都市上空での16キロトンの核爆発に対する生存率である。屋根瓦が乗った木造家屋は倒壊し、多くの人が下敷きとなった。21世紀日本の都市の建造物は、20世紀前半の都市とはだいぶ異なってはいるが、ひとつの目安にはなる。骨組みは鉄骨だが、大面積のガラスや軽量で薄い壁と床からなる現代建築は、衝撃波には弱い。広島市は比較的大きな面積の州に広がっているので、他の都市での被害予測の参考となる。

TNT火薬換算で16キロトンの威力の核爆発が引き起こす災害の結果をグラフから読み取ることができる。500メートル以内の平均生存率は0.36パーセントである。すなわち、無防備であれば、人口10万人あたり360人の生存しか期待できない。250メートル以内の生存率は0パーセントである。一方、500メートル地点での生存率が10パーセントあるのは注目すべきである。10人に1人が生存する。半数が生存できる距離は1,400メートルである。これよりも近距離は、きわめて危険な範囲となる。ただし、広島の近距離生存者の事例検証でわかったように、堅牢な避難所や地下街での退避行動により、大幅に生存確率を高めることは可能である。

一方、ゼロ地点から2,250メートルの地点の生存率は90パーセントである。それ以内は危険であるが、それ以遠はある程度安全といえる。危険と安全の境界となるような距離であり、特別な防護の備えが要求される。4キロメートル地点は99パーセント以上の生存率があり、かなり安全な区域ではある。しかし、死亡率は1パーセント未満であっても無視できない危険があるので、防護の備えは必要である。

初期被害に続く白血病などの健康影響

広島および長崎の空中核爆発災害における約28万人の生存者に、顕著に白血病が発生した。白血病は血液のがんで、血球を作る細胞すなわち造血幹細胞が骨髄の中でがん化して増殖する病気である。

日米の合同による、ゼロ地点から2.5キロメートル以内の顕著に線量を受けた50,113人の寿命調査対象者中、1950～90年の間に、176例の白血病死亡例が確認された。発生は6～7年後に最大となり、その後減少した。発生は最初の10～15年間に集中した。白血病を病型別にみると、急性および慢性の骨髄性白血病や急性リンパ球性白血病に有意な発生が確認されている。

2.5キロメートル圏内の生存者における白血病発生率は0.35パーセントである。10万人あたりでは、351人である。線量が大きい生存者ほど、白血病が発生しやすいことがわかった。距離別の発生率でみれば、1キロメートル以内は2.7パーセント、1.0～1.5キロメートルでは0.75パーセント、1.5～2.0キロメートルでは0.21パーセント、2.0～2.5キロメートルでは0.18パーセントである。

わが国の白血病発生率は、他のがんと同様に年々増加傾向にある。1999年では年間人口10万人あたり5人で、年間6,000人以上が白血病で死亡している。白血病は小児から高齢者までに発生する血液のがんであるが、小児から青年層においては、白血病が最も発生率の高いがんであることが特徴である。原因としては、放射線以外に、ベンゼンなどの一部の化学物質やウイルスが知られている。そのため、広島・長崎の生存者で顕著な線量を受けた場合でも、放射線以外の原因で白血病となる可能性がある。

広島と長崎の初期10年間の白血病死の一時的な増加は、初期核放射線の瞬時被曝による顕著な線量が原因であると考えられる。生存者の白血病発生には、これに自然発生が加わっている。放射線影響研究所では、2.5キロメートル圏内で白血病死した176人のうち、89人が核放射線によるものと推定した。すなわち発生率は0.18パーセントである。

被災後10年以上を経て、生存者に胃がん、肺がん、乳がん、大腸がん、肝臓がんなどの固形がんが発生してきた。放射線影響研究所の1990年までの調査では、2.5キロメートル圏内の生存者のなかで4,867人が固形がんで死亡した。固形がんの発生原因には種々あって、発生率は高齢になるにしたがって増加する。4,867人の固形がん患者のうち、339人が核放射線による死亡と推定されている。

すなわち、顕著に線量を受けた生存者について1990年までに、10万人あたり178人が白血病で死亡し、676人が固形がんで死亡したとの推定である。甚大な初期被害に追加されるように、年月を経て健康被害が発生したといえる。

街の復興——草は生えた

世界最初の核被災地広島は、TNT火薬換算で16キロトンの威力の核爆弾の投下により壊滅した。広島市の推定犠牲者数は、その年の12月までで市民14万人である。さらに、生存者に白血病などの後障害が発生した。しかし生き残った市民たちはその土地を見捨てることなく、再建の道をたくましく歩んだ。

当時の爆心地付近の放射能測定が、8月10日の京都帝国大学の荒勝文策ら、10月1日からの宮崎友喜雄らの理化学研究所物理班などにより実施されている。それらの調査から、ゼロ地点と周辺の中性子放射化による放射線の急速な減衰が確認されている。

10月には仮設の住宅が、市の周辺部から建ちはじめた。その月の11日には、路面電車の主要路線が復活し、市民を元気づけた。焼け野原の中心部に、11月18日、胡子神社が再建され、翌日にはえびす祭りと復興祈願祭がとり行なわれた。

1946年1月8日、広島復興局が設置され、4月には広島復興都市計画が決定し、5ヵ年計画が着手された。その月には、都市ガスの供給も再開され、5月31日には、市内の水道復旧率は被災前の70パーセントになった。その年、市の人口は15万人となり、70年間草木も生えないと物理学者にいわれたが、その夏、雑草も芽を出した。深刻な食糧難のなか、多くの菜園もつくられている。

ゼロ地点は中性子により放射化したが、それは急速に減衰したことがわかった。その地の放射線は、1週間で1,000分の1、1年後には自然レベルに近いまでに回復していると想像できる。現在、放射線レベルは他の地域と同じ自然レベルである。

世界遺産である原爆ドームの補修工事のため、筆者は広島市から、ドーム内の被災当時の地層調査を2002年10月に依頼された。現在の地表から40センチメートルの深さに、当時の産業奨励館の1階の床がある。その上には、建物内部の木造部が燃焼した墨粉層、崩落した白色の漆喰粉末の層、その後長年にわたり少しずつ堆積した灰色の層、そして最後は覆土層の順に積層していた。

これらの各層で、アルファ線、ベータ線を計測したが、当時の層部分においても、顕著な放射線は検出されなかった。それぞれ、毎分2および80カウント以下である。1945年の被災地層部が特別高い値ではなかった。これが空中核爆発におけるゼロ地点の特徴である。それは、①原爆原料および核分裂生成物質は、火球とともに上空へ舞い上がり、②中性子誘導放射能は、その後急速に減衰した、ことによる。セミパラチンスク実験場にある地表核爆発のゼロ地点の調査結果とは対照的だった。その地は、半世紀以上を経た現在も顕著に核の灰が残留している。

1949年に成立した広島平和記念都市建設法が、復興財源の基礎となった。その後、市民の努力により、目覚ましい復興を遂げ、世界に誇れる美しい都市作りに成功した。まさに、不死鳥のごとく甦った広島。2000年の人口は110万人を超えている。被災後半世紀以上経た現在、ゼロ地点周辺の環境放射線の強さは、毎時0.1マイクロシーベルト以下で、他の日本の地域と比べても普通の値である。温泉地の放射線の方が高いぐらいである。現在、広島および長崎に残留核放射線の危険はまったくない。

まとめ

広島で戦闘使用された世界最初の核爆発は、威力がTNT火薬換算で16キロトンと比較的小型であったが、30万人都市を一瞬にして壊滅させた。数百万度の火球から生じる強烈な衝撃波が広範囲に都市を破壊し、熱線が人と構造物を焼き尽くした。

ゼロ地点から5キロメートル以内では95パーセントの建造物が大破した。また2.5キロメートル以内では50パーセントが死亡した。広島の3日後に同規模の威力の核爆弾が長崎で使用され、同様に壊滅した。核爆発は、非戦闘員である人びとが10万人以上の規模で巻き込まれて死亡する最大規模の災害を瞬時に引き起こ

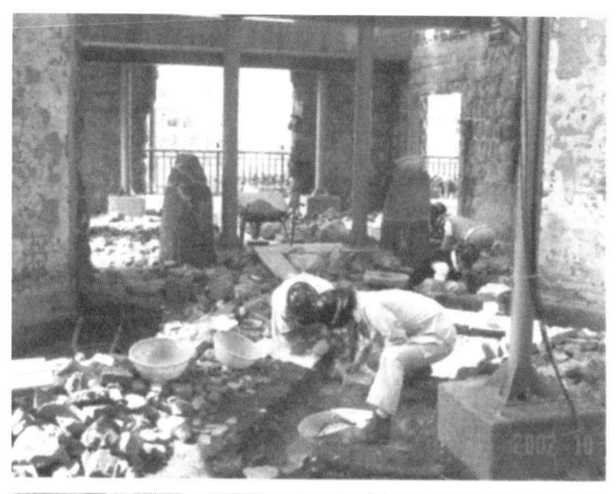

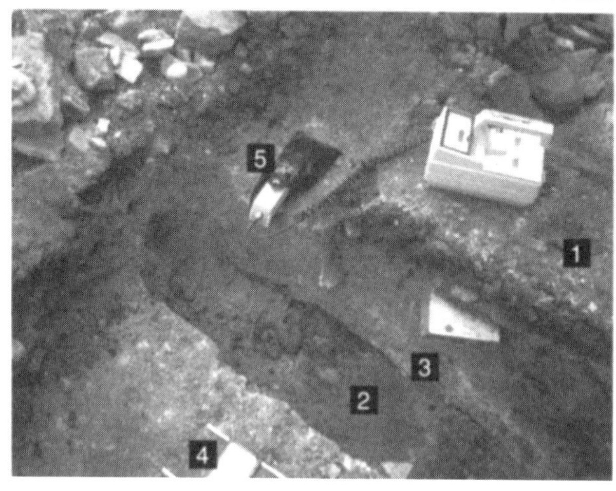

図 1-4　2002 年 10 月に原爆ドーム内の 1945 年当時の地層に対し、アルファ線、ベータ線を測定した。ゼロ地点は、核災害の影響が無視できるレベルにまで放射線が減衰していることを再確認した。1：現在の最表面、2：被災当時の 1 階床面、3：ドーム内の白い漆喰が崩落し堆積した層、4 と 5：砂と漆喰成分が混合したと思われる灰色層、その他、内部の木造部の炭化成分が堆積した層も一部見つかっている。

す。

一方、核爆発の直下で生存者が確認されている。広島の場合、ゼロ地点から

500メートルでの生存率は10パーセント、1,400メートル地点で50パーセントあった。しかも地下室や堅牢なコンクリート建造物内で伏せていれば、大幅に生存率を高められることが生存者の調査から判明した。核兵器による攻撃を受ける最悪の事態であっても、防護の可能性はある。

空中核爆発災害では、爆発時の初期核放射線を受けた生存者に、その後年月を経て白血病をはじめとした悪性腫瘍などの健康被害が生じた。ただし、衝撃波と熱線を主とした初期被害に比べれば、顕著な寿命短縮はなかった。

空中核爆発では、直下に核汚染を残さないことが、広島・長崎の調査からわかった。また、両市のその後の歴史は、核爆発災害があっても都市が復興できる場合があることを証明した。

核兵器とは

核内の陽子・中性子の結合エネルギーに関わる核反応に基づいた爆発力を利用する兵器が核兵器である。発明国の言葉でニュークレア・ウェポン（Nucler Weapon）という。なお、核兵器を核爆弾（Nuclear Bomb）ないし核弾頭（Nuclear War Head）と、運搬手段のミサイルとからなる兵器とする定義がある。

原子の反応は、核外の軌道電子が関与している。だから、いわゆる「原子爆弾（Atomic Weapon）」とか「原子力（Atomic Energy）」などの言葉は、科学的には不適切である。核科学技術が登場した初期に、なぜかこうした言葉が使われたことが、米国にもあった。今は、ニュークレア・ウェポンや、ニュークレア・パワー（Nuclear Power）という科学的に正しい言葉となった。ただし、一部で、こうした歴史的な言葉がまだ、使用されてはいる。

原子の種類はおよそ110種であるが、核の種類は3,000種を超えて自然界に存在する。この多数の核種は恒星の内部の核反応で合成され、超新星の爆発で宇宙へ放出されている。大多数の核種は崩壊し、不安定である。その際にエネルギーを放射する。このエネルギーが核放射線である。核の寿命は1秒以下の短いものから、地球の年齢45億年以上の長いものまで多様である。

この核の反応を制御する技術を、人類は20世紀に手に入れた。核が崩壊し消滅するのは自然法則である。しかし核自体は廃絶できないし、核エネルギー自体も拒否はできない。なぜなら太陽エネルギーの原理が核反応だからである。

核爆発の原理には、核分裂（Fission）と熱核（Thermo Nuclear）がある。爆発威力では後者が圧倒的に大きい。戦略ミサイルに搭載されるのは、この熱核兵器である。

ウラン（U）やプルトニウム（Pu）の核分裂を連鎖反応的に瞬時に発生させ、莫大なエネルギーを一気に放出させる装置が核分裂兵器である。この時に発生するエネルギーの内訳は、爆風50パーセント、熱放射35パーセント、そして放射線が15パーセントである。この燃料となるのは、質量数が235のウラン（U-235）と239のプルトニウム（Pu-239）で、これらを核分裂性物質と呼ぶ。核爆弾では、これらが90パーセント以上となる燃料物質を使用している。核分裂により、ウランやプルトニウムは２つに割れ、高いエネルギーのガンマ線と中性子を発生する。この時、割れてできた物質は放射性で、核分裂生成物と呼ばれる。

原子力発電で使用する燃料には、核分裂するウラン235が３～５パーセントしか含まれていない。またウランとプルトニウムを混合したMOX燃料の核分裂性物質の濃度も数パーセントである。こうした低濃度のため、原子力発電所では原理的に核爆発は生じない。

水素原子などの軽い原子核が超高温のもとで融合し、原子番号が次のヘリウム原子核となる際に莫大なエネルギーを放出することを利用する兵器が熱核兵器である。ただし、この高温状態を作り出すためにプルトニウムの核爆発を用いる。爆発時に核融合材料が飛び散るのを防止するためにウラン238（ウラン235を抽出した残りの劣化ウラン）で囲まれた構造となる。しかもそのウランは熱核反応時に発生する高速中性子により、瞬時にプルトニウムに核変換されて、次の瞬間に核分裂の爆発を生じる。すなわち、核分裂、核融合、核分裂の三段階の爆発で、莫大なエネルギーを発生させる。熱核兵器にも核分裂反応が含まれるので、核分裂生成物が発生する。

キロトンとメガトン

核爆発の威力の大きさは、TNT火薬換算で表現される。広島と長崎の核兵器の威力は、TNT換算で、それぞれ16キロトンおよび20キロトンであった。１キロトンの量は、１トンの1,000倍とものすごい量である。普通乗用車の重さがおよそ１トンである。したがって、広島の核爆発威力は、普通乗用車 16,000 台分の重さの TNT 火薬を一気に都市の真上で爆発させことに近い。

1キロトンの威力の核爆発で分裂するウランやプルトニウムの重量は、わずか 56 グラムにすぎない。広島の核爆発で燃焼したウランはおよそ 800 グラムである。ただし、実際の広島の核爆弾の大きさは、およそ1トンの重量があった。

1945 年以後の核兵器の開発では、より爆発威力の大きな兵器が開発された。運搬手段としてロケット技術が利用された。爆発威力としては、広島・長崎の 1,000 倍にもなった。キロの意味は 1,000 であり、その 1,000 倍は英語ではメガである。すなわちメガは 100 万の意味である。TNT 火薬換算でメガトン級の威力の核兵器が、1950 年代に開発されている。その歴史的な米国の実験がマーシャル諸島のビキニ環礁で使用された 15 メガトンのブラボーである。

また逆に、より小型の核兵器も開発された。1キロトン以下の威力で、ピンポイントの戦闘使用を目的としている。ミサイルで狙いを定めた攻撃をするらしい。他に、携帯サイズも存在している。これは 1960 年代に米ソで開発されている。国際テロリスト集団がこの携帯核兵器を入手すれば、21 世紀の大いなる脅威となる。

第2章　地表核爆発実験

地表核爆発により、危険な放射線災害が風下の広域に発生することが冷戦下の米ソの実験で判明した。マグロ漁船の第五福竜丸が遭難したのは、米国が1954年にビキニ環礁で実施したこの種の核爆発実験によるものである。広島と長崎の空中爆発での衝撃波と閃光による被害からは、まったく想像のつかない出来事であった。まず、火球が地表を覆う爆発が、核分裂生成物と地表の粉砕物との混合物である核の灰を多量に作り出す。高温の核の灰が上空に舞い上がり、そして風下へ移動しながら再び地表に降下する。核の灰降下による放射線障害と環境汚染がこの種の核爆発災害の特徴である。

本章では、この災害に巻きこまれた第五福竜丸と、現地であるマーシャル諸島の島民たちの被災を最初に取り上げる。核の灰が付着した皮膚に、ベータ熱傷が顕著に発生した。さらに汚染水や汚染食品の摂取による消化管表面の急性症状が一部の人たちに発生した。もちろん核の灰が放つガンマ線による全身線量は危険な障害の原因となる。日本の漁船は自力で危険海域から脱出し、島民たちは米軍に救出された。多くの被災者は急性放射線障害から回復した。しかし、数年後に現地の子どもたちに甲状腺腫瘍が多発した。

本章は最後に、ソ連セミパラチンスク実験場の事例を取り上げる。それは地表核爆発直後のゼロ地点近傍へ突入した兵士の線量と、その後の残留汚染などについての筆者の現地調査である。核の灰の降下によって死に至る危険にさらされた歴史的事例を科学的に検証し、この種の核爆発災害に対する防護法のヒントを探る。

ビキニにおける15メガトン熱核爆弾の地表実験

1954年3月1日午前6時45分、太平洋ビキニ環礁で、米国は史上最大の熱核爆弾の実験、ブラボーを行なった。それは広島で戦闘使用した兵器のおよそ1,000

倍の威力である。環礁北西部の岸辺の浅い水中に設置された架台の上に、核爆発装置を置いた地表核爆発である。15メガトンの核爆発が作り出す巨大な火球が珊瑚環礁の島を覆った。環礁は衝撃波で瞬時に粉砕されて、火球の中に呑み込まれた。火球の上昇とともに、海水を巻き込みながら核の灰を含む巨大な水柱が上空へ昇る。その時、米国の実験担当者以外にも、この世紀の実験が放つ閃光と火球を偶然にも目撃した人たちがいたのである。

この核爆発は連続する3回の核爆発からなっていた。第一段階はプルトニウムの核分裂型爆発、その次は初めの段階で作り出される超高温高圧状態の水素やリチウムなどの核融合による第二段階、最後は大量に発生する中性子により、装置に仕込まれた劣化ウランをプルトニウムに核変換してから分裂させる第三段階の核分裂爆発である。この種の爆弾を米国は開発し、熱核爆弾（サーモ・ニュークレア・ボム）と命名した。熱核爆発は、核分裂爆発よりも大きなエネルギーを放出するばかりか、多量の核分裂生成物を発生させる。すなわちブラボーの爆発では、多量の核分裂生成物が粉砕された珊瑚粉末と混合した、莫大な量の高温の核の灰が生じた。

核の灰は上空の東向きの速い気流に乗って風下へ移動しながら、図2-1に示す楕円が少し変形した分布で海上や環礁へ降下した。この時の実効的な気流の速さは毎時およそ36キロメートルである。この風速の値は、第五福竜丸の遭難位置の確定にも関係するので、もう一度取り上げる。

米国の専門家は核分裂生成物の50～80パーセントが珊瑚の粉末と混合して落下したと考えている。衝撃波や閃光による初期被害が生じない100キロメートル以遠でも、この核の灰の降下は人命に関わるほどの放射線障害をもたらした。これが広島や長崎の空中核爆発による衝撃波と閃光による災害との決定的な差である。

ゼロ地点から東方260キロメートルのロンゲリック島にあったガンマ線検出器が、核の灰の降下による放射線を最初に検知した。この島には28人の米国人の気象台職員が勤務していた。降下は爆発約7時間後に始まり、その30分後には測定の上限値を振りきるほどに核放射線の危険が高まった。この事態はただちに実験本部へ通報された。空中偵察隊がロンゲリック島で核の灰の降下があることを最初に確かめた。その後、さらにひどい降下がゼロ地点から東方190キロメートルのロンゲラップ環礁と東方140キロメートルのアイリングナエ環礁にもあることを確認した。その結果は放射線障害が発生するレベルだったので、特別対策本部

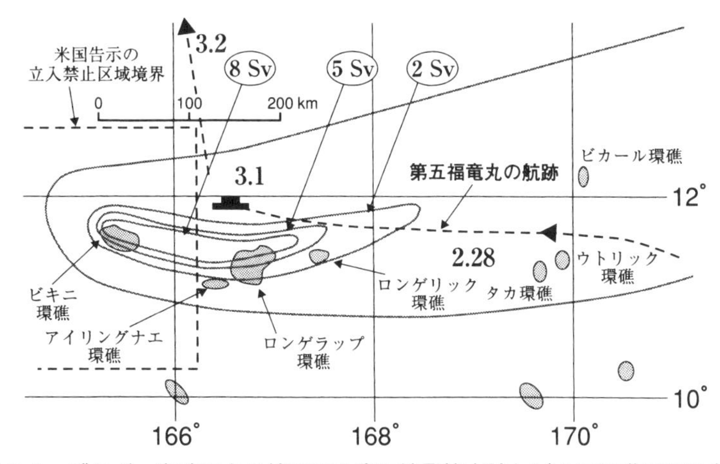

図 2-1　ブラボー実験による核の灰の降下線量等高線とビキニ環礁周辺の海図

は島民たちを救出するための行動を開始した。ロンゲリックの28人の米国人は、爆発の30時間後から、飛行機での退去が始まり、50時間で完了した。ロンゲラップの島民64人とアイリングナエ環礁にいた18人は50時間以後に飛行機と船で緊急避難し、38ヵ月後に帰島した。

当時、日本の漁船が太平洋でマグロ延縄（はえなわ）漁をしていたが、その中の1隻だった第五福竜丸は、その時、マーシャル諸島の海域にいて乗組員23人が閃光を目撃した。その約3時間後に核の灰が甲板に降下し、7時間後に帰路に着いた。

その時の第五福竜丸

第五福竜丸は、2月7日にミッドウェー島付近から南下し、同月下旬にマーシャル諸島の東端海域に入った。航海の記録と海図を照合すると、図2-1に見るように、27日から28日にかけて、船はウトリック環礁の北側を通過し、3月1日未明にはロンゲラップ環礁の北側に位置していたことになる。

なぜ、第五福竜丸はこの海域で漁をしていたのだろうか。船長の筒井久吉の証言によると、1月22日に母港の静岡県焼津を出航し、漁場はミッドウェー沖の予定だった。しかし、その海域での漁が不調で、しかも大半の縄を失ってしまう。そこで計画を変更し、マーシャル諸島へ向かった。このマーシャルの海域でマグロがよく獲れることを、船長は仲間から聞いていた。船長は米国が核爆発の実験のために、危険区域を指定し、日本漁船の立入りを禁じていることは知っていた。ただし、3月上旬に実験が行なわれるということは知らなかったという。

2月27日、無線長の久保山愛吉は漁撈長と船長に「終戦後も原爆実験はやっているのだから禁止区域に接近しない方がよいだろう」と注意したという。第五福竜丸は、その後、進路をほぼ真西に向けて、ビキニの実験場とほぼ同じ緯度で危険区域境界へ近づいていった。そして運命の海域で、その時を迎える。3月1日未明の闇の中である。

投縄して操業にとりかかったのは、ビキニ環礁の東方約80海里（150キロメートル）の地点だったとされている。爆発の閃光を目撃した瞬間は、投縄終了後10分くらいだった。甲板員はほとんど甲板におり、一息入れていた。南西の方角にあたる空に太陽よりやや大きめの火のかたまりのようなものがツツーッと斜めに突っ走ったと思うと、次の瞬間は黄味を帯びた朱色がたちまちのうちに空全体に広がった。その瞬間、直感的に「原爆！」とピンと来たと筒井船長は言う。乗組員も総立ちになって真っ赤な空を見つめていた。文字通り、呆然と立っている、という有様だった。

「太陽が上がるぞォー」

「馬鹿野郎、西から太陽が上がるか！」

「わァー、何だ、あれは……、驚いたぜ、突然西の方が一面焼けただれたように真っ赤になって、ちょうど太陽が上がるように明るくなったんだ。おい！　早く甲板に出て見ろ、すごいぞ！」

池田正穂もその声を聞いて、甲板に飛び出した。

誰かが「南洋群島にアメリカの原子爆弾実験地があったはずだ。その実験かもしれない」と叫んだ。

第五福竜丸の全乗員が、西方上空に爛々と輝く世紀の魔物を見つめ、なりゆきを注視した。閃光の7、8分後、ものすごい大爆音が轟き、その音とともに船内はたちまち大混乱をきたした。

久保山は朝3時半（日本時間）、電信室から通路伝いに船尾に出て朝食をとり、それから機関部員室で雑談中、推定3時50分（現地時刻6時50分。実験は6時45分だったので、無線長の時計が5分進んでいたことなる）頃、丸窓が日の出のように明るく輝くのを見た。高木兼重は「日が出たよ」と話しかけた。しかし輝きは西方だった。機関長はじめ機関部一同は異様なこの輝きを見るために甲板に飛び出した。2、3分のうちにこの輝きは次第に薄らぎ、約8分後、底力のある爆発音が、そして2、3秒おいてパンパンという小銃を撃つ時のような音を聞いた。

これが、100 キロメートル以上の遠方で日本の船員たちが目撃した、15 メガトンの大型熱核兵器が爆発する模様である。

機関長は無線長の久保山に「あと何か変わったことがあるかもしれない、注意してくれ、たのむよ」と言って揚縄にかかった。久保山は送受信とも最良の状態にし、海図室に上って、さっきの輝きはどこであるかを船長、漁撈長と一緒に調べた。閃光の場所はビキニらしいという結論になった。

150 キロメートルの位置で初期被害はなかった

第五福竜丸は、ビキニ環礁での核爆発からの閃光を目撃し、大きな爆発音を聞くほどの距離にいた。漁船は刻々と移動しており、被災した位置にも幅がある。米国は一連のマーシャル諸島での実験で危険区域を設定し侵入を禁じていた。そのため、日本政府は第五福竜丸の被災地点を確認する必要が生じた。この問題は補償問題とも関わり、国会で取り上げられた。本書では遭難の位置と初期被害に注目する。

海上保安庁はその前年 1953 年 10 月 10 日に、同年の米国の告示に基づき、北太平洋マーシャル諸島のエニウェトック環礁およびビキニ環礁付近の立入禁止区域を告示した。一方、遭難地点の確定のための情報は、航跡を記録した漁撈日誌と天測日誌、これらをもとにした当直日誌、そのうえで船長の書く航海日誌がある。

3 月 19 日の参議院予算委員会で運輸大臣石井光次郎（みつじろう）が、海上保安庁が前日検討した結果を報告した。閃光を目撃した第五福竜丸の遭難位置は、北緯 11 度 53 分 4 分の 1、東経 166 度 35 分 4 分の 1 とした。この位置は船の位置を天測した時点から、船の速度、漂流を考察して推定された。ある程度の誤差は含まれている。これらの推定から、遭難の位置は危険区域境界から東方 19 マイル（30 キロメートル）の距離となる。ゼロ地点からは 150 キロメートルである。ただし、この位置は閃光を目撃した時点の船の位置であり、脱出まで船は航行している。

一方、閃光の瞬間と爆発音を聞いた時間差から、ゼロ地点までの距離を推定できる。これは、落雷と雷鳴との時間差から距離を計算するのと同じ原理である。閃光が空間を進む速さは光速である。すなわち核爆発からの閃光は瞬時に第五福竜丸に到達した。ゼロ秒である。爆音の速さは音速である。これを通常の毎秒 350 メートルとする。第五福竜丸の証言から、爆発音がビキニのゼロ地点から第五福竜丸まで到達するまでの時間は 7 分から 8 分であった。このことから、距離は 147 〜 168 キロメートルと計算される。しかし、もしこの時間が6分だったなら、126 キロメートルとなる。この状況で正確な時間計測は無理であろう。2、3分の誤差は仕方がない。同様な事例は、広島での気象台職員の証言にもあった。

米国原子力委員会衛生安全研究所の初代所長であったM・アイゼンバッド博士が 1973 年の著書でこのことに言及した。そのなかで、爆発時の船の位置をビキニの東およそ 128 キロメートルとしている。ここは危険区域内である。ただし、128 キロメートルを導いた根拠については触れられていない。しかし米国は、核爆発実験に先立って習慣的に行なう空中偵察では、第五福竜丸を発見してはいなかった。偵察が危険区域内を中心に実施されるなら、見つからなかったのは合理的でもある。なお、ビキニ環礁の東西の幅を 30 キロメートルとすれば、ゼロ地点からの距離は 158 キロメートルとなる。

その後、1997 年に米国の放射線防護学会は、『ヘルス・フィジックス』誌でマーシャル諸島における核実験の影響を主題とした特集を組んだ。アイゼンバッド博士はここに執筆した論文のなかで、第五福竜丸の遭難位置を、ビキニの東 180 キロメートルと危険区域外へ変更している。この距離の根拠もまた示されなかった。島の被災者と異なり、船の場合には、確かな位置の確認が核爆発災害の科学としては必須である。ソ連との冷戦下の 1954 年当時、新型核兵器開発は米国の最重要機密であり、第五福竜丸をスパイ視する向きもあったようだ。

第五福竜丸の遭難位置については、航跡の記録からの推定値 150 キロメートル、爆発音を聞いた時間からの推定値 147 〜 168 キロメートル、米国の推定値 128 および 180 キロメートルが出された。これまでの検証からして、ある程度の誤差を持つものの、第五福竜丸が閃光を目撃した位置は、ゼロ地点の東方 150 キロメートル、北緯 11 度 53 分、東経 166 度 35 分とするのが合理的であると考える。

15 メガトンの核爆発が作り出す火球は、150 キロメートルも離れた夜明け前の海上の闇を日の出の太陽ほどの明るさで、静かに照らした。数分後に恐怖の大爆音が轟いた。しかし、木造船は沈没しなかった。爆風はあったかもしれないが、無線用のアンテナは損傷を受けていない。その他の損傷も少なかったのであろう。さらに人びとが負傷するような衝撃波被害がなかったことも注目すべき点である。広島の被災者にあった瞬時の閃光熱傷も、この遠方では生じなかったのである。

威力が TNT 火薬換算 15 メガトンの最大級の核爆発が、150 キロメートル地点に初期被害を与えないことがわかった。これが第五福竜丸の目撃証言と航跡の記録からの核爆発初期災害としての結論である。ただしこの距離での二次災害は、時間差で起きた。

核の灰が降る危険海域からの脱出

久保山の闘病中の手記に、核の灰の降下について記されている。以下はその要約である。

西空の積乱雲のある彼方に、よく見ればキノコ形と思える雲が見えた。その後もしばらくは、船に変わったことはなかった。だがその雲はだんだん四方にひろがっていった。東北東の季節風は次第に弱まり、薄曇りになってきた。

7時30分（現地10時30分、爆発後3時間40分）頃、みんな目が痛くなってきた。「なんだか降ってきたぞ」「おい白いものだ」「何だろう」水中眼鏡をかける者もいる。帽子を目深くかぶる者もいる。

10時55分（現地13時55分）揚縄は終わった。空は大分明るくなってきた。南西方向は真っ黒な雨雲、大雨の様子だった。

揚縄中、灰を手にとってみた。どうも珊瑚礁の粉末のように思えた。船員のひとりが、「灰はとっておいたよ」と話しかけた。「陸へ上がったら何だか調べてもらってみよう」と久保山は答えた。核の灰の恐ろしさを知らなかった船員は、入港までの13日間棚の下に置いたまますごした。

閃光を見てから3日目、広島の原爆記事を探し出して読んで、みんなにも見せた。しかし灰についての情報はなかったので、判断できなかった。

4～5時間降り続いた核の灰は、甲板上におよそ3センチメートルの厚さで積もった。爆発1分後の放射能は、およそラジウム15億トン分に相当する莫大な値である。これが、珊瑚環礁を吹き飛ばしてできた粉末と混じって核の灰となった。これが、第五福竜丸に降り注いだ白い灰の正体である。もし、火球が環礁の表面に接触しないくらいの高さの空中で爆発していれば、核分裂生成物のほとんどが天空に昇り、風下地域に大量に降下することにはならなかったはずである。

この灰には、寿命は短いが強い放射線を生じる核種から、弱い放射線だが寿命が数十年と長期間の被曝の原因となる核種までが含まれている。この核の灰からの放射線は、爆発直後が強くて危険であり、次第に弱まっていく性質がある。第3章で詳しく述べるが、放射線の強さは初日に比べ、1週間後には10分の1に減衰する。核の灰からの放射線強度は7倍の時間で10分の1に減衰する法則がある。

筒井船長の証言によると、揚縄の完了したのが午前11時（現地時刻14時）頃。船は待ちかねた思いで舵を北へ向け、最大速力時速8ノット（約15キロメートル）で恐怖の海上から遠ざかった。

後述するロンゲラップの教師の日記に基づく手記にある核の灰の降下時刻から推測すると、実効風速は毎時40キロメートルとなる。また、ロンゲリック環礁気象台職員の証言の降灰時刻からの推定実効風速も毎時35キロメートルとなる。一方、第五福竜丸の無線長の証言にある降灰時刻と閃光の目撃地点での距離から割り出すと、実効風速は毎時39キロメートルとなった。

無線長の時刻の記録は、閃光の瞬間の時刻が米国発表値と5分しか違わなかったので、かなり正確と考えられる。だから、降灰開始時刻についても同様な確度があるといってよいだろう。爆発から第五福竜丸に降灰が開始するまでの3時間40分の間に、核の灰が気流で運ばれたのである。船は動いていたはずなので、閃光の目撃位置と灰の降下開始位置が一致しないと考えるのは合理的である。両者の間は3時間40分もあるから、なおさらである。したがって、先の第五福竜丸の証言から求めた実効風速の値は目安でしかない。

実効風速をロンゲラップおよびロンゲリックの証言からの2つの値の平均値である毎時38キロメートルと仮定する。この風速の値と3時間40分間の時間差とから、降灰開始時の第五福竜丸の位置は、ビキニのゼロ地点から141キロメートルの距離と推定される。すなわち、同船における降灰開始地点は、閃光の目撃地点よりも、少しだがゼロ地点に近づいたのかもしれない。ただし、詳細な風速のデータがないので、断定はできない。

公開されている第五福竜丸の当直日誌には、3月1日の24時間の船の針路、速力から気象観測値までが記録されている。ただし、閃光の目撃から脱出開始までの8時間分の針路と速力の値のみが空白となっている。同時間帯の気象データは記録されているので、この空白は不自然である。爆発直前まで、船は南西の針路で、速力7.5ノットのまま投縄が続き、爆発の後に揚縄を始めた。ところが揚縄中の針路と速力の記録は空白となっている。揚縄を完了し危険海域から脱出を開始する時刻以後の記録では、針路は北で、速力は7ノットとなっていた。

船内の13日間で発生した急性放射線障害

3日目になると無線長と2、3人の者を除く全乗組員が頭痛、めまい、下痢、耳鳴りなどの身体の不調を訴えるようになった。耳孔の中に腫れものができた者、手や足の指の関節や臍の周囲に水ぶくれができて爛れたりする者などが続出した。特に衣服に覆われなかった部分の症状がひどかった。

池田正穂の証言によると、体に付着した灰は、海水でざっと洗い落とし、帰港するまでに、みな2、3回は洗ったようだ。しかし、伸びた髪に付着した灰はよく落ちなかった。2、3日経つと、吐き気を催したり、ひどい下痢になったりした。ちょっと仕事をしても、すぐ息が切れるという状態になった。それが1週間くらい経つと、今度は全員の皮膚が黒ずんできて、皮膚の表面に劇痛を感じるようになった。また、不眠にも悩まされた。

核の灰からは、ガンマ線のほかに、ベータ線が放射されていた。ガンマ線の正体は高いエネルギーの光子で、人体を透過し体内の組織に影響し、全身が被曝する。一方、ベータ線の正体は高い運動エネルギーを持つ電子であり、物質透過力は低い。核の灰が露出した皮膚や眼球に付着すれば、その表面に特にエネルギーを与え、熱傷させる。これをベータ熱傷と呼ぶ。この種のベータ熱傷は、核の灰で汚染した水や食糧を摂取した場合にも、消化管の内表面で生じる。ただし、体内に入った核の灰の多くは未消化のまま排泄される。一部体内組織に取り込まれるが、徐々に代謝により体外へ出て行く。このことについて、詳しくは第3章で取り上げる。

第五福竜丸の乗組員の全員が皮膚障害を起こした。これは露出している部位に顕著である。顔は普通覆われていないので、黒くなった。また帽子をかぶっていない人は頭皮にも影響を強く受けた。眼球表面も同様に影響を受けやすいので、船員に症状が現れていた。広島の空中核爆発では、核分裂生成物を多量に含む核の灰の降下現象はなかったので、こうした皮膚障害は顕著にはなかった。

一部の船員が下痢になったので、4シーベルト以上の外部被曝線量の可能性がある。彼らはその後回復した。多くの船員が4シーベルト以上の線量となれば、60日以内に半数が死亡する危険な状態となるが、そうした事実はない。したがって、船員たちの倦怠感や嘔吐の症状から、全身線量は1～3シーベルトと考えられる。すなわち線量レベルはBと推定されるのである。

ただし核の灰で汚染した食糧を口にすれば、消化管が直接ベータ線の影響を受ける。これが、下痢の原因だったかもしれない。第五福竜丸の船員の症状は、後で言及するロンゲラップ島民の症状と一致するが、彼らにも急性死亡はなかった。ただ1人、無線長の久保山は、およそ半年後に肝炎で亡くなった。しかし彼には下痢症状がなかったので、全身線量は3シーベルト以下と推定する。しかも、無線業務は船内であるので、久保山の線量は甲板で作業する船員に比べて低かったはずである。

その後、航海は比較的順調に進み、13日目の夜をむかえた。明日の焼津への入港を喜び、機関部員室で雑談中のことだった。1人がなにげなく頭を掻くと、毛が手についてきた。何だろうと引っぱってみると、ゴッソリと髪が抜けた。居合わせたみなが彼の髪を引っぱると、持った分だけ抜けてしまい、左の耳の根元から6センチメートルくらい上は大きく禿げてしまった。抜けた髪の毛の根はなかった。さらに他の船員たちにも髪の毛が抜けることがわかった。この原因は髪の毛に付着した核の灰を除染しなかったことによる頭皮のベータ熱傷にある。

第五福竜丸船員の初期の13日間の急性放射線障害の模様を、証言から知ることができた。最初の数日間に、90パーセントの被災者に嘔吐、めまい、下痢が発生した。そして核の灰が直接触れた皮膚が黒化し、一部は潰瘍にもなった。その後比較的元気にはなったが、13日後に頭髪が抜けた。作業の種類や帽子の有無などにより、症状の重篤度や有無に差があった。特に皮膚障害は、帽子を着用していなかった2人が最もひどかった。

体は海水でざっと洗う程度で、確実な除染はされなかったが、甲板上の灰もある程度は取り除かれたはずである。船員たちはガンマ線による外部被曝が線量レベルBに達したため、嘔吐やめまいを示した。さらに、核の灰の皮膚への吸着が皮膚障害や脱毛を発生させ、汚染魚の摂取で下痢を引き起こした。そのほか、核の灰の吸引もあったと考えられる。23人の被災者たちは核の灰がかなり残留した船内に、13日間閉じ込められた。ただし、核の灰の放射能は急速に減衰したので、線量としては1日目が最大で、日ごとに減少したのは間違いない。

日本の保健衛生および医療対応と米国の補償

第五福竜丸は3月14日の午前5時半に焼津に入港した。漁獲物の水揚げを翌日とし、午前中に全員が協立病院で受診した。翌15日の午前にも診察を行ない、病院は船員たちの異常を静岡県保健所へ通報した。16日午後に全船員が、保健所に招集され、静岡大学の塩川孝信教授により顕著な放射能が確認された。汚染した衣類、頭髪、爪の先などが除去され、資料として保管された。白血球検査などを実施し、容態を観察し、必要に応じて輸血等をすることが決定される。初診で、皮膚の日焼けと異常、そして軽い結膜炎が見られたが、白血球の状態にあまり変化はなかった。このうち、症状がやや重いと見られた2人は東京大学医学部付属病院に入院するように手配され、同日中に上京した。

16日早朝のニュースで、東大病院の診察結果が「原子病である」と報道された。その結果、同日より焼津に残る全員が焼津北病院に入院することになる。26日には空路で東京へ移動し、23人の被災者は東大病院に7人、国立東京第一病院に16人が入院した。以後、当時の日本最高の医学をもって治療を受ける。

米国の原子力委員会は、第五福竜丸の被災を重大視し、衛生安全研究所長のアイゼンバッド博士と広島の原子爆弾障害調査研究所長のモルトン博士を東京へ急派し、治療に協力しようとした。しかし、残念ながら日米の医療協力は成功しなかった。広島・長崎の経験から日本側医師団が、実のある責任を持った治療が米国側からはなされないのではないかと心配したためらしい。そのため、積極的には米国に協力を申し入れなかった。それでも、幾人かの米国人医師が、深夜の診断や不足していた薬品の調達に協力している。

17日の午後に、東大の放射線調査団5人が第五福竜丸に残留する放射能を1時間ほどかけて調査した。さらに、魚市場を調査したが、すでに水洗されており、顕著な汚染はなかった。東京都の衛生局員3人が焼津の水揚の概要の事情聴取に訪れた。都はその時すでに、入荷した魚をおおむね収去して埋設処理している。焼津に対し、輸送器具や車輌の検査等の措置を求めた。

政府は、ビキニ海域を通過したマグロ漁船を対象に塩釜、東京、三崎、清水、焼津の5港を指定して入港させ、このほか大阪、室戸、長崎など13港でも放射能検査を実施した。全国で約1,200隻といわれた当時のマグロ漁船の中で、延べ856隻から汚染マグロが見つかり、457トンが廃棄処分となった。わが国のマグロ漁は当時年間26億円の漁獲高があったが、日本のみならず輸出国である米国の消費が落ち込み、深刻な事態に陥った。米国はこの被害に対する補償金として、総額200万ドル（当時7億円）を日本に支払った。

肝炎ウイルスに感染

東大病院と国立東京第一病院に入院した23名の血液の変化は、はじめは顕著ではなかった。大部分の人は末梢血液内の白血球数は1立方ミリメートルあたり6,000～7,000であり、正常備7,000～8,000との差は少ない。しかし、およそ28日後に正常値の15～50パーセントに減少した。その頃、血小板の減少も認められ、数名に出血症状が現れはじめる。すなわち、軽度の腸出血、腎臓出血、鼻血、歯茎の出血である。骨髄細胞が1万以下になった者もいた。

治療としては、安静、栄養摂取を主として、必要に応じて輸血、輸血漿、抗生物質の投与が行なわれた。その結果、2ヵ月後くらいから一般症状の悪化が止まり、快方に向かう。しかし、3ヵ月後頃から黄疸症状が現れた。検査の結果、17人に肝臓障害が見つかる。特に久保山は肝臓障害が重く、8月末に危篤に陥った。医師団の懸命な治療にもかかわらず、ついに9月23日に息を引き取った。

放射線事故時の治療計画立案の基礎は、現在では線量評価にあることが認識されている。しかし当時の日本の放射線被曝医療には、今日ある放射線防護学や放射線緊急時医療学の認識はなかったと考えられる。先に、臨床症状から筆者は外部被曝1～3シーベルト、線量レベルBと推定したが、これは現在ある科学認識があってできたことである。ロシアの放射線緊急時医療の第一人者であるA・K・グスコバ博士らが2001年に出版した医療対応の図書には、線量1～3シーベルトの範囲は専門的な医療はせず、一般的な医療観察を基本としている。後で取り上げる米国医師団のマーシャルの被災者たちへの医療対応の基本はロシアの文献と一致していた。

しかし、当時においても、この線量評価に取り組んだ科学者がいた。理化学研究所の山崎文男と東大医学部放射線科の筧弘毅は、電離箱型サーベイメータとローリッツェン検電器を用いて、船上の放射能の分布を測定し、3月17日から6月3日までの減衰を調べた。経時変化の関数から、3月1日の爆発6時間後から13日間の線量を計算し、2.0シーベルト（当時の報告値270レントゲンを現行の単位に換算、人体の自己遮蔽を考慮した）と推定した。これは甲板上の残留放射線からの推定なのでかなりの不確かさを含んでいると考えざるを得ない。ただし、筆者の臨床症状からの線量推定とはおおむね一致する。

山崎博士らの結果について、アイゼンバッド博士は信頼できる値と評価している。しかし、体内に取り込まれた核種による内部被曝線量の評価法を日本人科学者たちは知らなかった。

東大教授の木村健二郎博士は、長崎の核爆弾からの核分裂生成物の分析を行なった著名な化学者である。アイゼンバッド博士は彼に会い、彼の研究室が船員の持ち帰った灰試料を分析し、27核種を同定したことを知った。木村教授は、船員の尿試料を分析するようにアイゼンバッド博士に依頼した。ただちに試料はニューヨークに空輸され、分析結果が出た。驚いたことに、米国保健安全局が評価した体内に蓄積された量はきわめて少なかった。しかも船員の値がマーシャル諸島の被災者に比べて少ないようである。木村教授は内部被曝線量がきわめて少ないという米国の分析を理解した。久保山が血清肝炎で亡くなったのは、この分析の数ヵ月後である。

東京大学名誉教授で日赤中央病院院長の都築正男(つづきまさお)らにより、亡くなった久保山の病理解剖試料の臓器中の放射能が報告された。結果は健康に影響するほどの量ではなかった。すなわち、肝臓に蓄積されていた放射能は1キログラムあたり130ベクレルである。日本人成人男子の体重1キログラムあたりの自然放射能はおよそ120ベクレルである。したがって、被災した船員の体内にあるわずかの量の放射性核種が肝臓障害を引き起こしたとは考えられない。また、ガンマ線による外部線量1～3シーベルトが17人に肝機能障害をもたらしたとも考えられない。

重い肝機能障害は、マーシャルの被災者には発生せず、第五福竜丸の被災者でのみ発生した。医師団の指導にあたった都築は肝臓障害の原因のひとつとして、ウイルスに汚染した輸血をあげている。

放射線医学研究所は、その後被災船員22人の健康状態を長期間継続的に調査している。なお、当時国立東京第一病院で治療を担当した熊取敏之(くまとりとしゆき)博士は、1978～86年の8年間、当該研究所の所長を務めている。2004年度の明石真言(あかしまこと)博士らの研究所報告によれば、それまでに12人が死亡した。その内訳は肝がん6名、肝硬変2名、肝線維症1名、大腸がん1名、心不全1名、交通事故1名である。多くの生存者にも肝機能障害がある。しかも肝炎ウイルス検査では、A、B、C型とも陽性率が異常に高い。都築の指摘した輸血時にウイルス感染した可能性があるとの指摘と一致した検査結果である。放医研も、被災した23人全員に対する全血もしくは血漿の輸血が一因となった可能性を指摘している。

米国のマーシャル諸島における核爆発実験

現地マーシャル諸島で最大の被災地となったロンゲラップを検証する前に、あらためて、ビキニ核爆発災害における米国の実験の背景を見てみよう。

第一次世界大戦終結後から、日本はマーシャル諸島を委任統治していた。しかし1944年に日本軍が米軍に敗れた後は、マーシャル諸島は米国の支配となる。そして米国は1946年1月にビキニ環礁を核爆発実験場とすることを決定した。同年2月にベン・H・ワイアット提督が現地を訪れ、全人類のために核爆発実験を始めるという理由で、島民たちに一時的な立ち退きを要請した。3月に166人の島民が米海軍によってロンゲリック環礁へ移住させられた。日本軍を撃ち破った米軍に抵抗する術はビキニの人びとにはない。これがビキニでの実験プログラムであるオペレーション・クロスロードの準備となった。

米国は、世界で4番目と5番目の核爆発となるオペレーション・クロスロードを、42,000人の兵士、報道陣、政治家と公式の観客の注視のなかで実行した。この実験では日本海軍の戦艦長門などを含むおよそ100隻の艦船が標的となる。

1947年にエニウェトック環礁を実験場とするために、環礁の住民145人がウジェラン環礁へ移住させられた。1948年、ビキニ島民たちは、食糧不足のため飢餓状態となる。それが理由で、クワジェリン環礁へ一時避難した後、キリ島へ再移住させられた。こうして大型核兵器の実験が開始された。1946年から58年までの間に、北部のエニウェトック環礁とビキニ環礁で、延べ66回、総出力107メガトンの核兵器実験を行なったのである。

オペレーション・キャッスルの最初の実験であるブラボーは太平洋時刻で1954年3月1日午前6時45分にビキニ環礁で爆発した。ブラボーの実際の威力は、予想された値の2～3倍にもなったらしい。その時、上空5,000メートルの風は東北東方向であった。

その時のロンゲラップ環礁

ロンゲラップはビキニ環礁の東南東150キロメートルに位置する大きな環礁である。環礁は42の島からなり、上空から見れば直径30キロメートルの大きな輪の形をしている。人口のあるロンゲラップ本島は環礁の最南端にあり、長さ約8キロメートル、最大幅500メートルの「バナナ」の形をしている。北部に約30戸、西端に数戸の集落がある。さらに本島から北15キロメートルのエニアエトク島にも約10戸の集落がある。環礁全体で100人前後の人が暮らしていた。島はいずれも海抜1.5～3メートルの平たい砂地で、無数のヤシの木で覆われている。このヤシの実と、サンゴ礁の魚を獲りながら、島民たちは千数百年にわたって自給自足の暮らしをしてきた。

ビキニからの核の灰が多量に降るその日までは、写真家の島田興生が言うように楽園と呼ぶにふさわしい美しい島であったに違いない。青い海にヤシの木が繁る島。夜には南十字星が輝く満天の星空。筆者も1999年に当地の調査に訪れて、そうした印象を持った。ブラボー実験のあった日から3日間の放射線災害を、島の学校の教師ビリエットが残した日記に基づく手記、そして島田らの取材に基づく目撃証言（『還らざる楽園』1994年）から再現し、防護の視点から科学的な解説と考察を加える。

３月１日午前４時、ビリエットは目を覚ました。彼の家は内海の海岸に面した、村でいちばん高い場所に建っていた。その場所からは、マーシャル諸島第三を誇る広大なサンゴ礁が見渡せ、一年じゅう静かな青い礁湖を見ることができた。生徒の朝の給食を準備してから、すぐ向かいに住むジョン村長と村長秘書のハインリ・レオイアと３人で、ベランダでコーヒーを飲んでいた。この日は、気持ちのよい北西の冷たい風が、サンゴ礁を越えて島の方に吹いていた。

それは午前５時から６時の間だった。最初の閃光があった時、ビリエットもほかの者も、動転して時計を見ることを忘れていた。目を閉じても、閃光はまぶたに焼きついているようだった。家の中でビリエットの妻は寝ていたが、１歳の息子アレットを抱えて飛び出してきた。

ビリエットはこの時の目撃を次のように記している

閃光は長くは続かなかった。しかし、いかなる自然の光とも異なり、かつて私の人生で経験したことのない種類の光だった。閃光はほんの一瞬だったが、以前見た実験の爆発よりも激しい光だった。閃光が衰えると同時に、サンゴ礁の西部に、巨大なギラギラ光る物体が昇った。それは太陽そっくりだったが、太陽よりはるかに大きかった。太陽のように明るく輝き、熱を放ちながら稲妻を走らせた。そのものすごい熱は太陽よりはるかに強烈で、全島民の肝をつぶした。異様で、正に恐ろしい存在だった。

驚きの火球が西の水平線上に完全に昇ったとき、その上部が噴出し、混ぜ合わされた粒子がほとばしり出た。そして、上方に向かって燃え上がりながら、まっ黒な厚い雲が広がり、夜のように暗くなった。

火のように見えた奇妙な物体は、巨大なキノコ形になった。そして次第に大きくなり、北の空をすっかり覆ってしまった。あらゆる大気は血の色になり熱くなった。熱はかなりの脅威だった。私たちの露出した皮膚を激しく刺激した。しかし恐るべき熱から逃げる術はなかった。（ビリエットの手記）

大型の熱核爆弾が炸裂し閃光を放つ瞬間から、太陽以上に見えた火球が上昇しつつ、もう一度爆発したかのような現象が目撃されている。連続する核分裂爆発、核融合爆発、核分裂爆発からなる計15メガトンの三段の爆発が、190キロメートル離れた位置から肉眼で目撃された記録に基づいた証言である。ただし、爆音と衝撃波がまだ到達しない静かな状況のなかで、闇夜に見た閃光は花火かオーロラのように島民には映ったのかもしれない。しかし、光の速度を持った熱線は周囲の大気を間もなく熱くし、肌を露出した島民を襲った。しかも伝統的な島の住宅は熱線を遮蔽することはできない。

それから数分して、第二次世界大戦中に炸裂した最も強力な爆弾を全て合わせたものを、はるかにしのぐ大音響がした。その時にはすでに本物の日の出が始まっていた。竜巻のようなものすごい風が島を襲う。ヤシの木はねじれ、根こそぎ倒され、窓やドアは吹き飛ばされた。1軒の家が倒壊した。ビリエットとその家族は強力な爆風で壁に押さえつけられたという。

ある島民によれば、閃光の5～10分後に爆音が二度聞こえ、最初は弱く、二番目がものすごい音だったようだ。これはビリエットの火球の目撃情報と一致する。

衝撃波の速度は最初、音速より何倍も速い。しかし遠方に進行するにつれて衝撃波圧力は弱まり、爆風の速さも遅くなる。そして、ずっと遠方ではついに音速と同じになる。衝撃波の通過する時間、すなわち爆風が持続する時間は、近距離では短い。しかし、遠方では長くなる。証言によれば、15メガトンの核爆発の衝撃波の持続時間は、190キロメートル地点で2～3分であった。

衝撃波がロンゲラップ本島を通過し終えた時には、本物の太陽はすでに昇っていた。燃えるような色の不気味な大気は次第に消えた。しかし、空は濃い霧がかかったようになっていた。

ロンゲラップ島民の目撃証言が描くその時の閃光は、第五福竜丸の船員のものと一致しているといえる。ゼロ地点からの距離では、ロンゲラップ本島が190キロメートル、第五福竜丸が150キロメートルと差は少ないので、理解できる。しかも、閃光の目撃時刻と衝撃波到着時刻の時間差に矛盾はない。またどちらも東方にあるので、目撃された閃光の様子が一致するのは合理的である。

一方、衝撃波の印象には大きな差があった。第五福竜丸のいた海上には、爆風に揺れるヤシの木がなかったので、受けた印象に差が生じたのだろうか。頑丈に造られた遠洋漁業用の第五福竜丸と草葺き家屋では、衝撃波に対する強度にも差が生じるのは当然である。しかし、ロンゲラップの複数の島民が、強力な風で壁に押さえつけられたほどなのに、第五福竜丸の船員からそうした証言がなかったのは不可解である。当時、国会では遭難位置の確認が行なわれており、そこで米国の指定した危険区域の内側か外側かを判定されるため、近距離を印象づける証

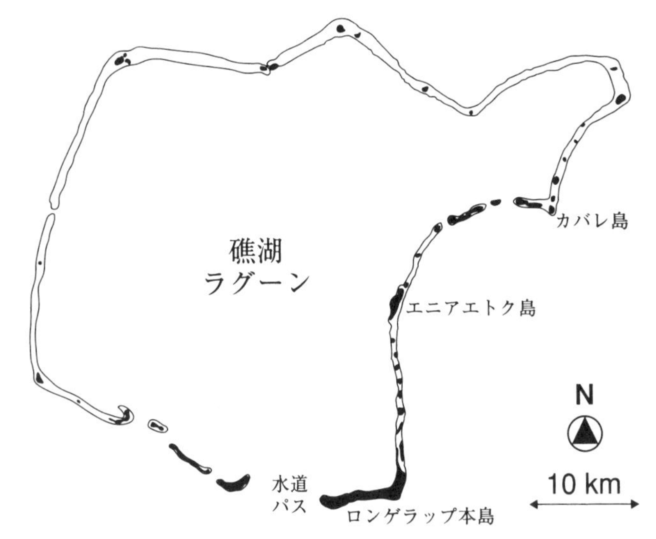

図 2-2　ロンゲラップ環礁の概略地図

言が抑制された可能性もある。なお、ビリエットの記録では、彼の家の時計が衝撃波で故障しなかったことを示している。ロンゲラップを襲った衝撃波の強度がその程度であったとはいえる。

環礁全体を包んだ大気は、深い霧になってきた。その濃い霧で、島は翳っていた。ビリエットがいつもより少し遅れて授業を始めたのは9時頃だった。虹のように多種多様に混じり合った色を放つ霧の中で、太陽はわずかに輝いていた。だが、午前10時頃になると、太陽はもはや完全に隠れてしまった。村からいちばん近い、400メートル離れた北の小さな島が見えなくなった。

ロンゲラップ島民の急性皮膚障害

午前11時半に授業が終わって、ビリエットは生徒たちと外へ出た。その時、粉が降りはじめたのを見た。子どもたちはその中を走り回り、誰がたくさん集められるか競争して遊んでいた。

ビキニ環礁を吹き飛ばして発生した莫大な量の核の灰は、第五福竜丸の遭難地点から南方およそ70キロメートルに位置するロンゲラップの村にも降下した。爆発時のゼロ地点からの距離は、第五福竜丸が150キロメートルで、ロンゲラップ本島が190キロメートルである。両者の証言によれば、後者の降灰開始時刻は前者に比べて1時間遅い。

この白い粉が降るのは以前の実験の時と同じなので、村人たちは何の警戒もしていなかった。彼らは魚を獲りに行ったり、食事の用意をしたり、いつもと変わらない生活をしていた。午後になると、コーヒーやドーナツを楽しみながら、少し前に起こった出来事を話していた。ある者は「これは上空を通過していった飛行機がばらまいていった目の薬だよ」などと言ってみんなを笑わせたりしていた。

ブラボー以前に米国は、ビキニおよびエニウェトックの実験場で、9回の核爆発を行なっている。そのうち、エニウェトックでは威力が数百キロトンの核爆発が2回、10メガトンが1回あった。おそらく、エニウェトックでの大型核爆発で発生した核の灰が以前にもロンゲラップに降下したのではないだろうか。だとすると距離はおよそ500キロメートルもあったので、ロンゲラップへ降下した核の灰の量も、今回に比べてかなり少なかったはずである。

ポール・イルスマンは、1週間前からコプラ（ココヤシの果実の脂肪層を乾燥させて油脂原料とするもの）の収穫のため、一家でロンゲラップ環礁の西35キロメートルにあるアイリングナエ環礁に行っていた。「昼ごろ、粉が落ちてきた。空はまっ暗だ。降ってきた粉は塩のようだった。粉は私や妻のリジャ、2人の子供にも降りかかったが、毒だとは思わなかった。粉が水に入ると水は茶色に変わったが、かまわず飲みました。そのあと気分が悪くなってきた」（『還らざる楽園』）と彼は語っている。

白い粉は、間もなく村人たちに苦痛をもたらしはじめた。異常な炎症、痒み、ひどい痛みが島民を襲った。子どもたちは泣き叫び、体を掻きまくり、足をばたつかせ、体を振り、転げ回った。大人も泣き叫んだ。しかし、どうすることもできなかった。ビリエットの1歳の息子は誰よりもひどかったが、水の入った桶に彼を入れて、体を洗ってやる以外、何も考えられなかった。ビリエットの息子は少しの時間おとなしくなったが、また、痒みが始まったので、再び桶に入れなければならなかった。結局、ビリエット夫妻は子どもが眠るまで何度もこれを繰り返した。

ほかの人たちも、うっとうしく、疲れ切った夜を過ごした。大人や大きい子どもたちは、炎症を癒すために、海で体を洗った。年寄りたちは夜遅くまで海水につかっていた。

第五福竜丸の船員たちと異なり、マーシャルの島民たちは肌の露出面積が大きい。そのため核の灰が付着した肌のベータ熱傷がより甚大となった。島民たちには被災の第1日目から激しい皮膚症状が現れた。一方船員たちは2日目以後にこうした急性障害が顕著となっている。もし、マーシャルでも服、帽子、靴を着用していたならば、皮膚障害はかなり弱められていたに違いない。さらに、地表に積もった灰と接触する頻度が高い幼児たちの障害は重かった。

第五福竜丸は、核の灰が降下する海域から数時間で脱出を開始した。一方、ロンゲラップでは、その日の午前11時半から深夜12時まで核の灰の降下が続き、米軍に救出されるまで40数時間、強い核放射線に曝露され続けた。

島民たちの爆発から脱出までの時間は、米国の報告によれば、飛行機で救出された妊婦と乳児16人が50時間、軍艦で救出されたその他の48人が51時間であった。

米軍による2日目の放射線調査

3月2日はたいへん穏やかに晴れた気持ちのよい日だった。しかし、白い粉が全島の全てのものを2～3センチメートルの厚さで覆っていた。それは家の中や水槽の中にまで入り込んでいた。そして、海もサンゴ礁も、見渡すかぎり粉に覆われていた。学校は休みとなり、ヤシの実の収穫作業など島のほとんどの共同作業は中断状態となった。

そして、第1日目とは異なる放射線障害が島民たちに現れた。次はビリエットの手記である。

朝九時を過ぎるころまでは、誰も苦痛を訴える者はいなかった。私も楽な気分だった。突然、私は吐き気を催した。それは軽かったが、規則的で絶え間ないものだった。食べ物と水を口に入れようと頑張ると、ひどく苦しかった。私の子供はひんぱんに吐き、ひどい状態だった。母親も同じ症状だった。結局、すべての島民は、症状の重い軽いはあるが嘔吐した。そして、下痢症状が子供たちと、数人の大人たちに現れた。(中略)

貧弱な島の医療施設では、これらの思いもよらない病状の治療は期待できなかった。私たちが生き残れるただ一つの望みは、ただ祈ること、神への信仰だけだった。

日没に近い頃、米軍の水上機が飛来し、村の正面の礁湖に着水した。そして島の放射線調査が短時間実施された。

小型ゴムボートを水面に投げ出し、顔の部分だけが開いたピカピカしたオレンジ色の防護服の3人が乗り込んだ。それぞれの擢をひっつかむと、懸命に漕いでボートを岸に着けた。

岸から少し離れた所に立っていたビリエットをめがけて走ってきた。そのおびえよう、神経質な様子が少し滑稽だった。彼らはガイガー・カウンターと1冊の本を携帯していた。測定器を持った男が「いちばん近い水槽を見せてくれないか」と丁寧に聞いたので、水槽の所へ案内した。別の男が長さ50センチメートルほどのホース状の物を取り出して機械につなぎ、水槽の中に入れた。その機械からはカチカチという音が聞こえるだけだった。その間、もう1人の男は持ってきた本に記録していた。彼らは隣接の家でも同じ行動を繰り返した。

調査が終わると、彼らは「雨水は飲むな」と注意して、わずか20分ほどで引き揚げていった。それまでの行動と同様の素早さで、ボートに走っていき、すぐボートを岸から離した。その間、水上機のエンジンは停止せず、2つのプロペラは回転し続けたままだった。

彼らは、来たときよりもはるかに早く飛び去った。

しかし、島民たちは核の灰で汚染した井戸水をすでに飲んでいた。またそうした水以外に飲料水はなかった。

兵士たちには放射線防護の仕方を説明する任務はなく、単に調査が任務だったのであろう。だから、本務を終えて、速やかに本部への報告のために帰還したのであった。

この放射線調査は、爆発のおよそ34時間後に実施されたと、筆者は推定する。ロンゲリック環礁の米軍の気象台職員の救出は、爆発の30時間後に開始されている。ロンゲラップは、より風上にあり、ゼロ地点に近いので、ロンゲリックよりも危険な状態にあるのは明白である。それなのに、米軍の対策本部の調査がこのように遅かったのは疑問であり、理解できない。

地表核爆発災害の発生時の防災ないし減災対処としては、主にゼロ地点から遠方風下地域が対象となる。しかもゼロ地点に近い風下ほど危険であるとの認識が重要である。その範囲の形状は、概して風下方向に伸びた楕円状である。一方、空中核爆発災害の範囲は同心円状で、その範囲は地表爆発災害に比べて狭い。15メガトンの核爆発では200キロメートル以遠の風下でも危険な放射線災害に巻き込まれる。そのために航空機や広く配置した測定器による迅速な放射線調査が不可欠となる。

米軍によるロンゲラップ島民の救出

実験から2日目の3月3日、午前7時頃、アメリカの駆逐艦フィリップが環礁の南の水道から入り、ロンゲラップ本島の前に錨を下ろした。その時に前日と同じ型の水上機が礁湖の静かな水面に着水した。搭乗員は昨日と同じ全身服を着ていた。ただし、マリオン・ワイルズ太平洋信託統治領政府代表の手紙と通訳をともなってきた。

政府代表は通訳を通じて、「島民は一刻も早く島から出ていかなければならない」と告げた。さらに、自分たちの体にまとっている衣服以外は、いっさい持っていってはならないと命令した。ジョン村長と保健衛生士のチャーボエ、ビリエットらは、老人、妊婦、赤ん坊とその母親、病人ら16人を選び、水上機に乗せた。残りの48人の住民は軍艦に乗ることになった。こうして、核の灰で汚染し危険な状態にあるロンゲラップ島民は全員が救出された。

この救出は爆発の50～51時間後のことである。ロンゲラップの放射線調査のおよそ16時間後なので、調査結果から本部は救出の判断をただちに下し、駆逐艦フィリップを派遣させたと考えられる。ただし、繰り返すが、ロンゲラップの救出はより危険の低いロンゲリック環礁の気象台職員の救出の時刻よりも20時間も後である。何らかの判断の誤りが対策本部にあったのではないか。

ジョン村長は「アメリカの艦が来たときはみんな家で寝ていた。誰も起きられなかった。通訳と兵隊が私の家に来て、『ヘイ、みんな呼んでこい。ここに残ったら死んでしまう』と言った。みんなフラフラして、ただ服と履物だけを身につけてボートに乗った。艦に乗ると、後部甲板でホースから水をかけられ体を洗われた。その後、シャワー室に行き、石鹸で体を洗った。女も兵隊の服に着替えさせられたよ」(『還らざる楽園』)と話している。

米軍が島民に用意した着替えの衣類は、ズボンとTシャツ、それに水兵用のシャツだった。女たちにズボンをはかせるのはタブーを犯させるようなものだった。島では女たちは決してズボンをはかないのが習慣だった。彼女たちは断固としてズボンとシャツ姿になるのを拒否した。彼女たちは、あの不快な痒みや痛み、さらに吐き気の原因となった白い粉の付いた自分の服を着ると言ってきかなかった。村長やビリエットが、島民に自分たちの置かれている状況を理解させるには、ずいぶん時間がかかった。こうした緊急時の混乱の原因は、米軍が実験前に、核の灰降下の危険を島民たちにまったく説明しなかったことにあると考えられる。放射線防護に関する基本知識が欠如していたのである。

この一連の米軍の行為に、核汚染をともなう放射線災害における被災者救出時の対処の基本が示されている。すなわち、被災地の放射線調査に基づく危険度の判断、被災者の救出、体表面の除染と着替えである。ロンゲラップの場合には、急性放射線障害が発生した状態であるので、線量レベル B 以上である。放置すれば致死の危険のあるレベル A となったかもしれない。調査隊による放射線測定結果が、特別対策本部へ報告され、救出すべしと判断された。そして、被災者たちは救出後、速やかに水洗による除染がなされ、着替えさせられた。

艦はこのあと、ロンゲラップ環礁のもう 1 つの居住島であるエニアエトク島に移動し、島に誰もいないことを確認して、隣のアイリングナエ環礁に向かった。アイリングナエ環礁はロンゲラップ本島から西方 35 キロメートルにある無人島だが、ブラボー実験の 2 週間前に、18 人のロンゲラップ島民が食料調達のために島に渡っていた。アイリングナエはロンゲラップ本島よりも核実験場のビキニ環礁に近いため、心配されていたが、幸い 18 人全員が見つかり、救出された。

艦はアイリングナエを出発し、クワジェリン環礁に向かった。翌 4 日の日の出の頃に、クワジェリン本島の米軍港に到着した。島民の宿舎として用意されたのは兵舎だった。そして、到着後間もなく、再度の除染が義務づけられた。案内されたシャワー室はガランとした大きな部屋で、互いの身を隠すものは何もなかった。マーシャル人は、たとえ男同士でも、下半身を見せることは習慣に反していた。結局、海岸に連れていかれ、服を着たまま水浴びした。

クワジェリンに着いた 2 日後、軍の医師が島民の診察を始めた。島民たちは、吐き気、火傷、下痢、頭痛、目の痛み、脱毛などに悩まされていた。特に子どもたちはひどかった。ビリエットの養子ヒロシは胴、足、頭、首、耳にひどい火傷を負い、苦しんでいた。彼は夜、ベッドの上で飛び上がり、体をひっかき、転げ回った。ヒロシはこの 8 年後、脳障害で亡くなっている。

3 月 8 日、アメリカ本国から医師や技術者が到着し、検査を開始した。しかし、医師は島民それぞれに名札をつけて写真を撮り、皮膚の検査をしただけで、日本の医師たちが第五福竜丸の被災船員たちに処置したような特別の治療を行なわなかった。被災後1週間経つと、多数の島民は脱毛し、火傷の跡のようになった。体が痛むので「薬をくれ」と言うと、医師たちは「どうしていいかわからない」と言って薬は出さず、ただ海で体を洗うことだけを勧めたという。

ビキニ被災に対する米国の医学報告

核の灰降下により放射線曝露された被災者の初期の臨床的知見は、米国の担当医師N·R·シュルマンらによって、以下のようにまとめられた。

より症状の重い被災者は初期に拒食症、嘔吐、下痢を示したが、特別な処置なしに2日間で沈静化した。その同じ被災者は、白血球および血小板の減少が進展した。その他の顕著な症状は皮膚障害と脱毛である。より重症の患者の感染症と非感染症の発生率は、軽症の患者よりも特に高くはなかった。放射線被曝後、血小板や白血球が減少しても出血が起こらないなら、特別な予防処置は必要ない。予防処置は状況に応じて検討されるべきである。血液状態が悪化すれば、より有毒な病原体に対する感受性が増加する可能性はある。

ロンゲラップの被災者には4人の妊婦がいた。2人が最初の三分の一期、1人が三分の二期、そしてもう1人が三分の三期だった。1人として妊娠に関して異常な徴候はなく、正常な様子で妊娠は続いた。アイリングナエの被災者にも1人の妊婦がいた。彼女は三分の二期だった。その後、全員が出産した。結果は1人が死産であり、その他4人の赤ちゃんは正常だった。

R·A·コナード博士らは、長年継続して被災者の医学検査を実施し、後障害の影響を報告した。ベータ熱傷は約20人のマーシャル人に斑痕化や色素変化を残した。しかし、慢性の皮膚炎や悪性の皮膚障害はなかった。ただし、1997年に、最近、皮膚がん1例が以前の障害の部位に見つかったと報告している。血液検査では白血球数や血小板数の低下があり、造血機能への残留効果を示した。

被災後4年間は、被災した婦人の流産や死産の頻度が高かった。32人が妊娠し、うち13人が流産と死産である。島田はジョン村長から、「タコのような頭をした子や、頭や手のない子が生まれた」との当時の異常を聞いている。ただし、それ以後は顕著な頻度は認められなかった。被災した片親ないし両親から生まれた子どもたち、すなわち二世が調査された結果、遺伝学的に引き継がれる欠陥の証拠は見つかっていない。

ロンゲラップで1歳時に被災した19歳の少年が急性骨髄性白血病を発症して死亡した。ビキニ被災で唯一の白血病事例である。胎内被曝後に出生した3人を含

表 2-1　ビキニ核爆発災害の線量と後障害

被災者群	人数	ゼロ地点からの距離（km）	降灰開始時刻	避難時刻	外部線量（グレイ）	白血球減少%	白血病	年齢	甲状腺線量（グレイ）	甲状腺がん
ロンゲラップ	67	190	4-6	50-51	1.8	55 44日	1	1 9 成人	50-200 2-8 1-4	5
アイリングナエ	18	140	4-6	58	0.69	-	0	1 9	13-52 5-22	-
ロンゲリック	28	260	7	28.5 -34	0.78	-	0	成人	3-11	
ウトリック	167	500	22	55-78	0.14	84 44日	0	1 9 成人	7-27 3-12 2-6	5
第五福竜丸	23	150	3.5	7	1-3	15-50 28日	0	18-39	-	0*

・時刻は爆発時刻からの経過時間。
・マーシャル人と米国人の外部線量は、被災の7－9日後の線量率測定と12時間降灰モデルから計算された。また、ロンゲリックにあったフィルムバッジ線量計の値と一致が確認されており、確度は高い。
・甲状腺線量の2数値は左が平均値で右が最大値。
・第五福竜丸の外部線量は、臨床症状から筆者の推定。
・本表は巻末の文献の米日の報告（第二章1、3、5）をもとにしている。
* 放射線医学総合研究所の検査では甲状腺機能は正常で甲状腺腫は見つかっていない（1998年度）。

む被災者数67人中1人なので、発生率は1.5パーセントと高い。これは広島の2.5キロメール圏内の生存者の発生率0.18パーセントに比べても高い。

幼児期に被災した少年には成長障害がみられた。特に2人の少年には甲状腺が萎縮する顕著な甲状腺機能低下症を示した。ロンゲラップの被災者67人中、17人には良性の結節性甲状腺腫が発生し、5人が甲状腺がんとなった。この発生率は7.5パーセントと高い値である。ただし、これら甲状腺障害を発生した人びとの9割は、被災時年齢が10歳以下であった。

甲状腺障害の原因は、甲状腺組織に取り込まれた放射性ヨウ素（I-131）による内部被曝である。核の灰に含まれていたこの核種で汚染した水や食糧を体内へ取り込んだためである。一部は呼吸時の吸い込みも含まれた。救出されるまで、島民たちには汚染した水と食糧しかなかった。この放射性ヨウ素の半減期は8日と短いので、3年後にロンゲラップへ帰島した時には、すでにこの放射線の危険は消失していた。だから、甲状腺が放射性ヨウ素を体内に取り込む危険は、最初の51時間までであった。

一方、第五福竜丸の船員たちも、13日間、汚染した魚を食糧の一部とした。これにより甲状腺が内部被曝したと考えられる。ただし、被災者全員が18歳以上だったので、マーシャルの少年たちのようには影響を受けにくかった。日本での医学検査は放射線医学総合研究所により長年継続されているが、顕著な甲状腺障害はなく、甲状腺がんも1998年まで発生していない。

ソ連の実験影響調査

ソ連は、カザフスタンの北部に四国くらいの面積のある広大な核爆発実験場を設営した。1947年に建設が開始され、実験場の北端の秘密都市に、科学者・兵士など3万人が結集した。カザフ人は、この地で羊や馬などを放牧し生活してきた。しかし、この実験のために、場外に強制移住させられる。ソ連が1991年に崩壊し、カザフスタンが独立後、この実験遂行のための秘密都市は解体された。現在は、クルチャトフ市と呼ばれる。この名は、ソ連の実験を指導した科学者に由来している。

1949年8月29日にソ連は最初の実験を行なった。それは、米国が長崎を攻撃した核兵器のコピーで、威力22キロトンの核爆弾である。ソ連のスパイが米国から設計図を盗み出したのである。以来1989年までに、459回、総出力で広島核爆弾の1,200発分、18メガトンの核爆発を、カザフ人たちには知らせずに繰り返した。この地での核爆発は、1回の実験の規模は米国のマーシャル諸島での実験に比較して小さかった。威力は1キロトン以下から数百キロトンの範囲である。周辺住民の危険を考えれば、メガトン級の爆発実験を実行しないのは当然の判断である。しかし比較的ゼロ地点に近接して居住区があり、26回の地表爆発や、360回の地下核爆発中のいくつかは、無視できない影響をカザフ人に与えてきた。

マーシャル諸島との違いは、核爆発実験の事実が住民たちへいっさい知らされずに長年実施されたので、放射線防護上の措置はほぼ皆無だったことである。筆者の知る限り、1953年8月12日の400キロトン地表爆発実験のみが、風下の近接する村に事前避難の命令が下された。ただし村人の証言では、一部の住民が政府の命令で村に取り残された。これも実験の一部だったのかもしれない。

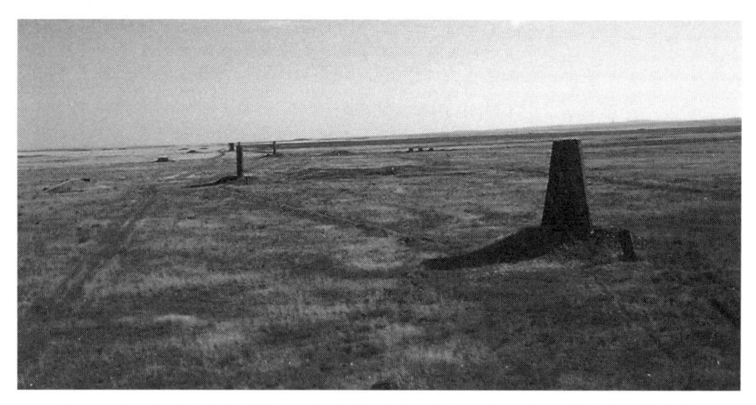

図 2-3　セミパラチンスク実験場のゼロ地点 P1 周辺（2002 年）

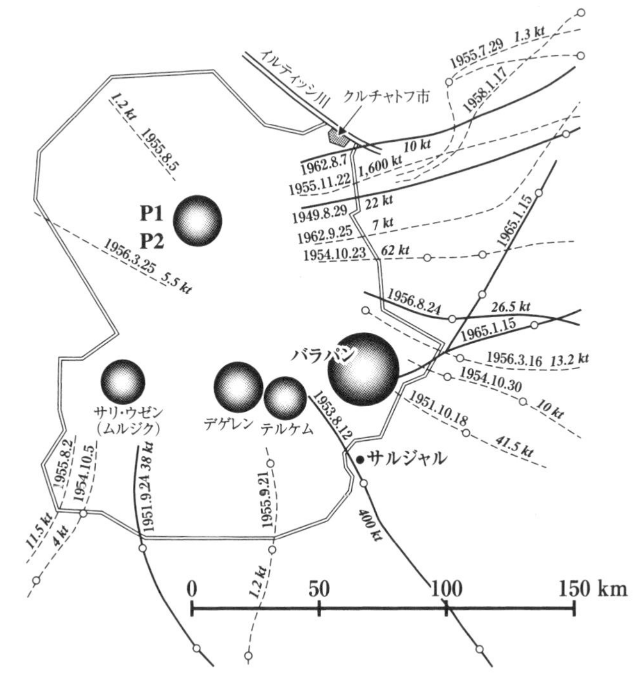

図 2-4　セミパラチンスクにおける地表核爆発実験による核の灰の軌跡

1995 年以来の筆者らの調査で、実験場の外の住民に深刻な放射線被曝の事実があることがわかってきた。その被曝は、胎児影響・後障害から、急性放射線障害が発生するレベル C から B であった。その結果として、数十万人の被災者たちに、高い率でがんが発生している。1965年以後、10万人あたりのがん発生率は年間200人を超えている。外部被曝の影響のほかに、放射性ヨウ素による内部被曝が原因と考えられる甲状腺疾患が顕著であるのは、マーシャル諸島の被災者と同様である。核の灰からの皮膚のベータ熱傷はビキニ被災ほどではなかった。その理由は、爆発威力が比較的小さかったこと、服の着用、住居の気密性が比較的高いことによると考えられる。

実験場の外の環境放射線は、21世紀の現在、核災害の影響が無視できるレベルFにまで減衰している。しかし筆者らの調査結果は、爆発のあったゼロ地点で顕著な核汚染の残留を示した。

ゼロ地点と周辺調査

ゼロ地点に与える影響調査を目的に、筆者は2002年9月、セミパラチンスクを訪れた。2000年までは、筆者の研究対象は実験場の外側で発生した放射線災害であった。しかし2001年9月11日の米国中枢を標的としたテロ以後、ゼロ地点近傍も調査対象とするようになった。

ソ連最初のゼロ地点であるP1はクルチャトフ市から南西60キロメートルにある。車で約60分の道のりである。途中30キロメートル地点には、独立後、馬牧場が造られている。その先には、ソ連時代からの地下原子炉が、今も運転されている。2002年当時、核燃料サイクル開発機構はカザフスタンとの共同で、核燃料の安全性に関する実験をしていた。この施設を左手に見ながら、さらに進むと、監視所らしい建物が見えはじめ、P1に到着した。

その地には、爆央を意味するロシア語の「エピセンター」と書かれた金属製の三角形の旗が立てられている。ソ連は、約半世紀前にその場所に鉄塔を建て、最初の核分裂型兵器、2度目の爆発（1951年9月24日、38キロトン）、そして最初の熱核兵器（1953年8月12日、400キロトン）を実験している。そこを基点として、放射状に点々と広大な大地に配置された、高さ15メートルほどのコンクリート製の、各種計測器を備えたグサキと呼ばれる塔などが今でも残っている。

3回の爆発時の風向きは、それぞれ異なり、3方向に核の灰は移動した。1回目が北東（ドロン村）方向、2回目が南西方向、そして3回目の最初の熱核爆発が南東（サルジャル村）方向だったらしい。この情報は、以前入手したソ連時代にV・A・ロガチョフ博士が作成した21回の地上爆発後の危険な放射性雲による住民の被曝の線量を示す等高線地図（図2-4）からの想像である。ただし、これは実験場の外の情報なので、あくまでも想像である。場内のほとんどの情報は空白のままである。

最初に北東方向を、15メートルごとに調べた。この方向は、ソ連最初の核爆発時の風下方向である。半世紀以上も時間が経過しているにもかかわらず、およそ200メートルまでは地表面の残留放射能は依然として高い状態にある。ガンマ線空間線量率はチェルノブイリから30キロメートル圏内のベラルーシ側最大汚染地区並みであった。しかもゼロ地点でのプルトニウム汚染はかなりの密度であると考えられる根拠となるアルファ線が検出された。チェルノブイリの周辺では、こうした高い計数率のアルファ粒子を検知したことがない。

ガンマ線被曝だけでも年間レベルCとなり、とてもこの地には暮らせない。さらにプルトニウムによる内部被曝のリスクが加わることになる。爆発後半世紀以上も経過したが、このゼロ地点は、今もなお、危険な状態にある。これが、空中爆発のあった広島および長崎との違いである。日本の核爆発のゼロ地点は、かなり昔に、きれいに回復している。

170メートルくらいまでは、気泡の空いた小石が多数あった。爆発威力から推定すると、半径100メートルの火球が地表を覆ったと思われる。その結果、小石の中のある成分が蒸発し、気泡のある軽石ができたのであろう。370メートル地点でも、地表面に露出した部分のみが熱で溶けた石が見つかった。広島の「原爆瓦」のように、熱線によるもので、半世紀が過ぎた今でも、その時の状態が保存されているのである。「爆発地点のみが、次の実験のために、地ならしされた」、「サンプリングは許可されない」との説明と合致していた。

地下シェルター

ソ連は初の熱核爆弾400キロトンの実験を、同じP1の地で1953年8月12日に実施した。地上50メートルの高さだった。ロガチョフ博士の実験場外の線量等高線によると、その日の放射性雲の軌跡は南東方向に伸び、100キロメートル離れたサルジャル村を通過している。

この方向2,800メートルまでの放射線を計測したところ、やはり北東方向に比べ、より遠方まで顕著に高い値であった。爆発威力から推定される火球半径370メートルを過ぎると、その値は低下した。この方向では一度溶けて気泡の空いた握り拳(こぶし)大の石が500メートル付近でも見つかっている。残留放射線も顕著に高く、ガンマ線線量率は自然状態の5倍以上だった。この爆発の影響範囲の広さを見せ

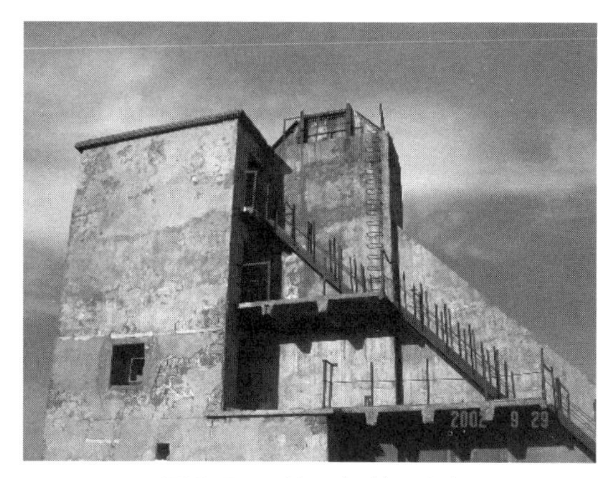

図 2-5　ソ連の実験観測所

つけられた。200 ～ 300 メートル付近には溶けた小石はほとんどなかったが、500 メートルにはあった。それ以上離れた場所では気泡のある小石はほとんどなかった。1,400 メートル以上では放射線状態も、自然状態に近い。

この方向には、高さ 15 メートルほどのコンクリート製の塔グサキが、直線上に複数配置されている。爆発の威力や熱、放射線を計測するために作られたものである。最初のグサキは、500 メートル地点にあった。それは、人が入れる構造ではなかったが、さらに遠くにある塔には、窓がある観測室もあった。

1,100 メートル地点には、高さ 3 メートル、直径 10 メートルほどの地下シェルターがあった。コンクリート製で、その上を土盛りしている。さほど分厚くはない鉄扉をあけて中に入ると、下へ降りる階段があり、地下室へ続いた。中は真っ暗で、地上からの光はまったく差し込まない。4 メートル下ると踊り場があり、そこから折り返すようにさらに下へ階段は続く。しかしその先は水没していた。地下室がどのようなものなのか、残念ながら確かめることはできなかった。

1,100 メートル地点にあるこの地下シェルターは、半径 370 メートルの火球には呑み込まれはしなかった。しかしその時、風下にあったため、あっという間に莫大な量の放射性塵や気体が襲いかかったに違いない。

ソ連が作製した実験の記録映像を見ると、外見が似たシェルターがある。地階の入り口には頑丈な防護扉が作られている。それに比べると、地上部分の鉄製の扉は薄い。実験では、その中に羊を数頭入れた。爆発後に救出された羊たちは生存しており、元気であった。

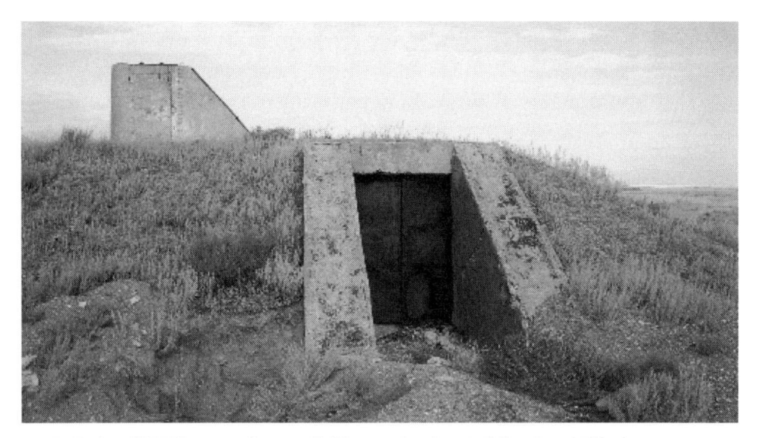

図 2-6　地下シェルター。鉄筋コンクリート製。土で覆われている。

地下鉄と同様のトンネルや駅の構造物を実験場の地下に建設し、防護性能を研究している。分厚い大地の層は、核放射線を遮蔽するので安全である。衝撃波は大気中と大地内を伝播する。実験では、大地衝撃波で地下鉄のトンネル構造は破壊されていない。中に置かれた羊は元気だった。米国の報告書にも、地下構造物が核爆発からの大地衝撃波に強いことへの言及がある。

小型核兵器の実験跡

ゼロ地点 P1 から南に約 6 キロメートルの P2 には、カザフスタン科学者が 2001 年に見つけた小さなクレータがある。その直径が 30 から 60 メートルのクレータが 4 個ある。そのうちの 2 個が核汚染していた。筆者は 2002 年 9 月に、そのひとつのクレータを詳細に調査した。カザフ人には謎のクレータであった。

円形のクレータの直径 30 メートル、深さ 10 メートルという大きさから推定すると、核爆発は TNT 換算で 1 キロトン未満とかなり小型である。クレータの縁では、ガンマ空間線量率は毎時 1.5 から 3.0 マイクロシーベルトだが、アルファ線計数率は毎分 200 カウントとかなり高い。おそらく高レベルのプルトニウム汚染があるのだろう。その場で、セシウム 137 の汚染を測定したら、1 平方メートルあたり、100 万ベクレルだった。この値は、チェルノブイリから 270 キロメートル離れた、ロシア最大の汚染地ザボリエ村の値よりも多少低い程度である。ただし、チェルノブイリ周辺の遠方の村では、プルトニウムのこれほど顕著な汚染はない。

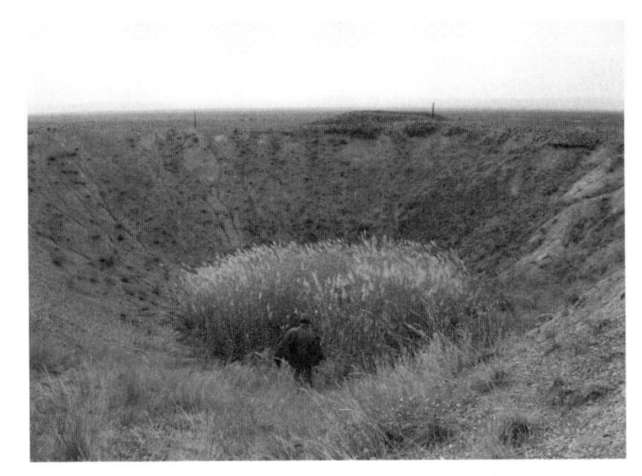

図 2-7　小型核爆発後のクレータ

爆心を中心に半径50メートルの円周上のアルファ線とガンマ線線量率を計測し、方向分布を調べた。結果は、ガンマ線分布は、ほぼ同心円だが、アルファ線すなわちプルトニウムは南西方向が顕著に高かった。その高い方向に沿って400メートル先まで、調査した。すると、ガンマ線線量率は単調に減衰したが、アルファおよびベータ計数率は増加と減少を繰り返す複雑な分布であった。クレータ爆発後、地表に上昇した火球から放射された遅発中性子が周辺地表面を放射化し、それが2002年時点でも優勢となっているらしい。原料だったプルトニウムはいったん上空に土砂とともに舞い上がり、風下方向に多少移動した後、降ったのだろう。

アルファ線の計数率は、最大で毎分1,800カウントもあった。世界の核災害地を調査してきたが、これほどのアルファ放射体汚染を見たことがない。プルトニウム汚染の最大値は、筆者の調査地では、ロンゲラップ環礁北部である。そこは、ビキニ環礁で炸裂した15メガトンの熱核兵器からの核の灰降下で汚染した。しかしそこでもアルファ計数は毎分2カウントしかなかった。そこのプルトニウムは他の物質で覆われていて、透過力のきわめて低いアルファ線が閉じ込められているのだった。

セシウムの汚染が少ない原因は、もともとの核分裂の量が少なかったことを意味する。一方、アルファ線計数が高いのは、核分裂せずに残ったプルトニウムの量が多いためだ。しかも、この地表は、剥(む)き出しのプルトニウム粒子で覆われている。どうしてか。他のクレータの存在からも、失敗した実験とも考えにくい。

中性子爆弾のような特殊核兵器の実験だったかもしれない。

P2では地表1メートルの高さでの空間アルファ計数率が毎分10から20カウントもあった。アルファ線は、酸素や窒素分子との衝突のために、空気中では数センチメートルしか飛ぶことはできない。だから、その地では、風により、アルファ線を放射する物質であるプルトニウムが舞い上がっていることになる。

現場での昼食前に、いつもより念入りに手洗いをし、また何度もうがいを行なった。この種の核汚染の状況を知らなかった筆者は、吸い込み防止のためのマスクを用意していなかった。だから、筆者たちはプルトニウムを吸い込んでしまったに違いない。

帰国後、こうした内部被曝検査の拠点でもある核燃料サイクル開発機構（現、日本原子力研究開発機構・核燃料サイクル工学研究所）に尿試料を送り、分析を依頼した。意外にも、32パーセントの濃縮ウランが検出された。核兵器用のウランでは90パーセント以上の濃縮（ウラン235）のはずだが、32パーセントとは中途半端だ。P1調査の際に、熱核兵器から飛散した劣化ウラン（ウラン238）を吸い込み、それで稀釈されたのだろうか。

核兵器には通常プルトニウムを使用するのだが、なぜ濃縮ウランがその地にあるのかは謎だ。この小型核兵器の特殊性に関係しているのかもしれない。一方、残念ながら、検出感度がウランよりも低いプルトニウムは、吸い込みから10日以上も経過した後では、分析できなかった。

核燃料サイクル開発機構の放射線安全管理部を、3ヵ月後の12月に訪問した際に、その計測を試みた。肺胞に吸着した放射性物質を測定できる肺モニターで、筆者自身の体を遮蔽室内で検査した。幸い、私の肺中のプルトニウムおよびアメリシウムとも検出下限値（それぞれ20キロベクレルおよび10ベクレル）以下だった。なお放射性セシウムも検出されなかった。

こうした身体検査から、ゼロ地点の調査による内部被曝として、幸い0.1ミリシーベルトに満たないレベルEと評価した。しかし、身近で、こうした核爆発があれば、かなりの量の核物質を吸い込むことは間違いない。

核爆発後に突入した兵士たち

1949年8月29日のセミパラチンスクにおける22キロトン核爆発実験の記録映像を見ると、地表爆発の危険な様子が観察できる。ゼロ地点周辺に戦車、航空機、住宅、羊を近距離から遠距離まで配置した。それに加えて、爆発後の軍事演習があった。

爆発の高さは30メートルで、火球が地表を覆った。ゼロ地点の地面は衝撃波で圧縮され、周囲の地面は吹き飛ぶ。その直前に熱線を受けて高温になり、溶融するので、蒸発物質は衝撃波で吹き飛ばされる。

高圧の気体が膨張し周囲の空気を押しやり、衝撃波が水平方向へ走る。それが、ゼロ地点周辺に配置した標的物を襲う。閃光を照射された標的物は、その後炎上した。衝撃波は、空中核爆発の場合より大きくなる。それは地面で反射された分が水平方向成分に加算されるために衝撃波の威力が増加するからである。

衝撃波が津波のごとく、全方向の遠方へ高速で突き進む間に、ゼロ地点にあった高温の火球は上昇する。記録映像には、ゼロ地点周辺に兵士たちが待機していた。広島の事例から判断して、その位置は5キロメートル以遠であったのではないか。

核爆発の威力を研究する実験に参加した兵士のほかに、ゼロ地点に突入する軍事演習があった。実験は衝撃波の破壊力、閃光による火災、動物試験による核放射線の人体影響と防護である。周辺には木造家屋、レンガ造りのアパート、コンクリート製のアパート、地下鉄のトンネルと駅、地下シェルターなどが建設されて、軍事的実験データを得ていた。

複数の堅牢な造りの無人計測施設が一直線上に配置され、爆発後にデータや計測機器が回収された。実験の人体影響の調査を担当した研究グループも存在していた。その中心はモスクワにある生物物理学研究所とその付属第六病院である。ここはチェルノブイリ原子力発電所事故で高い線量を受けた消防士らの治療を担当したことで有名である。筆者はその放射線被曝医療のリーダーであるA・K・グスコバ博士を、2003年3月に訪れた。2000年5月に広島で開催された、1999年の東海村臨界事故の国際専門家会議で筆者が住民の線量を報告した際に面識を持っていた。彼女はセミパラチンスクの実験で記録映像を撮影したカメラマンの線量の値を教えてくれた。カメラマンは、自動撮影したフィルムを回収するため爆発2時間後に突入した。彼の線量は2.3シーベルト（レベルB）で急性放射線障害となったが、健康は回復した。現在もその病院で継続して検診を受けているが、元気に働いているという。

実験場には塹壕が掘られ、兵士たちは爆発前に配置された。爆発後、兵士たちは戦車や装甲車で、ゼロ地点へ突入した。ガイガーカウンターを携行し、フィルムバッジを携帯した兵士たちは、ソ連式の放射線防護と線量管理のもとに軍事演習を敢行した。彼らの線量は、カメラマンと同様に概してレベルBであったと考えられる。

まとめ

火球が地表を覆う地表核爆発は、空中核爆発とは異なり、核の灰降下により風下の広範囲な地域へ残留する放射線災害をもたらす。その歴史的事例がビキニ被災である。衝撃波と閃光による初期被害は同心円的な範囲であるが、核の灰被害は風向き方向に伸びた楕円状で、被害を受ける面積も断然大きい。米国は、ゼロ地点に核汚染を残留させる攻撃を日本に対して、あえてしなかったとも考えられる。米ソの地表核爆発の事例は全て実験であり、過去にこの種の戦闘攻撃事例はない。ただし、冷戦下に米国は、ソ連からの地表核爆発攻撃を想定した被害予測の計算をしている。

広島・長崎と同規模の威力の空中核爆発災害での放射線災害は、概して半径2キロメートル以内である。一方、15メガトンの地表核爆発であるビキニ環礁でのブラボー実験は、ゼロ地点から150キロメートル以遠でも急性障害を引き起こす放射線災害が発生した。より近距離では、短時間に致死となる急性放射線障害が発生することになる。ソ連のセミパラチンスク実験場の調査からも、長崎程度の威力の地表核爆発で、数十キロメートル以遠での危険な核の灰の降下の事実が明らかとなっている。

救出されたマーシャルの被災者たちは、急性障害に対し、皮膚障害の手当て以外は特別な処置は受けなかった。ただし、急性死亡は1人もいなかった。一方、第五福竜丸の23人の船員は、帰国後、全員が特別な入院治療を受けた。彼らは安静、栄養を主として、必要に応じて輸血、輸血漿、抗生物質の投与が行なわれた。3ヵ月後に17人に肝機能障害が発生し、1人が半年後に亡くなった。船員たちに陽性率が異常に高いことが、その後の肝炎ウイルス検査で判明した。これについては輸血時の感染が指摘されている。なお、マーシャルの被災者には、この種の急性肝機能障害は1人も発生していない。米国医師らは、こうした輸血治療もしていない。

ビキニ被災の後障害の特徴は、放射性ヨウ素の取り込みによる甲状腺の高い線量を原因とした甲状腺疾患である。ロンゲラップ島民での甲状腺がん発生率は7.5パーセントと異常に高い。この発生の9割は被災時の子どもたちである。当時1歳のロンゲラップでの被災者が19歳の少年期に急性骨髄性白血病を発症し、死亡した。ビキニ被災で唯一の白血病事例である。

米ソの実験では兵士たちがゼロ地点近傍に突入する演習があった。ソ連では実験に参加した兵士らの線量を含む医学データが、モスクワの生物物理学研究所の付属病院で管理されている。それによれば、22キロトン地表核爆発の2時間後に突入した兵士らの線量はレベルBで急性放射線障害を発生していた。現在の日本をはじめとした各国で、放射線作業従事者がレベルC以上の線量とならないように、法律で制限されている。したがって、たとえ緊急時に防災隊員や自衛隊員がゼロ地点近傍に突入する場合でも、レベルC未満となるように線量管理をしなくてはならない。もちろん、核の灰が浮遊する危険区域への侵入では、体表面の防護のほかに、吸入防止も必要な対策である。

ソ連の実験では、地下シェルターや地下鉄の安全性が研究されている。もちろん米国でも同種の実験はあったに違いない。日本でも、核爆発を除けば、放射線防護の面から同様な研究は可能である。

第3章　核爆発災害の科学

前の2章で、歴史的な核爆発災害を科学的に検証した。危険な核爆発の破壊力や放射線災害による人体影響の実相、特に、空中核爆発と地表核爆発とに、災害として大きな違いがあることが明らかとなった。さらに核爆発災害時にも生存と防護の可能性があることが示された。

本章では、あらためて核爆発災害の全貌を理解していただくために、衝撃波、熱線、初期核放射線、残留核放射線、放射線障害、電磁パルス、核ハザードを順に取り上げる。これにより、核爆発災害の本質が明らかになるだろう。さらに、歴史の検証のみからは見えてこなかった、核爆発で生じる電磁パルスの電子・電気機器および通信への影響を指摘する。

核爆発の5つの特性

核が内蔵するエネルギーを瞬時・大量に、限られた空間に放出する状態が核爆発である。通常の火薬の爆発もエネルギーを瞬時・大量に、限られた空間に放出することでは同じである。これは、火薬の原料と周囲の酸素との化学反応がエネルギー発生の素となっている。それに対して、核爆発のエネルギーの素は、原子の中心にある核の反応である。ひとつの核反応から生ずるエネルギーは、ひとつの化学反応から生ずるエネルギーのおよそ100万倍大きい。そのため、核爆発のエネルギー放出にともない、爆発物はきわめて高温・高圧の気体の状態となる。しかも核爆弾の反応時間は、100万分の1秒と短い。たとえば50キログラムのプルトニウムの核爆発は、TNT火薬100万トンの爆発と同じエネルギーを放出する。この高温高圧の気体は、急速に膨張するので、周囲の空気や構造物などを非常に強い力で圧迫する。これが衝撃波である。

核爆発時の核反応から、高エネルギーの光子と中性子が放出される。これを初期核放射線という。これは周囲の空気や人体を電離させる能力がある。電離と

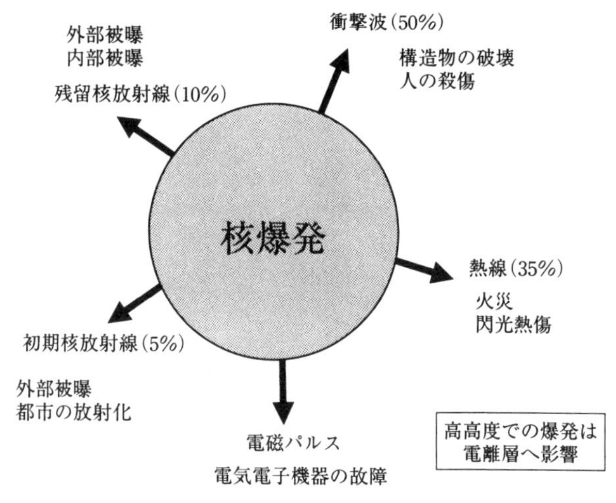

図 3-1　核爆発の 5 特性

は、原子や分子を正イオンと電子とに分離させることである。人体に初期核放射線が大量に照射されると、著しい健康障害をもたらす。また核爆発で生じた大量の初期核放射線は、大量の正の電荷と負の電荷との瞬時の分離を大気にもたらし、強力な電磁パルスを誘導する。これが周辺地域における電気・電子機器の故障の原因となる。さらに核爆発後に、放射線を持続的に放射し続ける物質が残る。この持続的な放射線が残留核放射線である。この持続的な放射線の原因となる特性を残留放射能という。これが核のハザードの原因である。

核爆発の5つの特性、衝撃波、熱線（光)、初期核放射線、電磁パルス、残留核放射線が、核爆発災害の物理的原因となる。これらが広範囲に、都市の破壊、住民の殺傷と健康被害、電子機器の故障をもたらす。したがって、核爆発災害の防護を検討するには、核爆発の5つの特性の知識が必要不可欠である。

ウランとプルトニウムの核の構成

核爆発の5つの特性を理解するために、核と放射線の物理を整理しよう。最初に、ウランとプルトニウムの核の構成を解説する。

核は原子の中心に位置し、その周囲を電子が軌道運動している。核の半径がおよそ1フェムト（10^{-15}）メートル。それに対して軌道電子は10万フェムトメートルくらいの半径で運動している。この原子を野球場くらいに拡大してみる。すると、野球場のグラウンドの中心に置かれた砂粒が核で、それよりも小さな電子はその野球場の周囲を回るような空間になる。原子のほとんどは隙間で、何もない。真空である。

核の中には核子が詰まっている。核子とは、陽子と中性子のことである。これらは、宇宙を構成する基本粒子である。陽子は正に帯電している。一方、中性子は帯電していない。つまり電荷はゼロである。陽子と中性子は、ほぼ同じ大きさの質量（重量）を持っているが、0.2パーセントだけ中性子の方が重い。

軌道電子は負に帯電している。電子も基本粒子のひとつである。その電荷の大きさの絶対値は、陽子の値とまったく等しい。その電荷の絶対値を素電荷という。一方、電子の静止質量は、核子の値のおよそ1,840分の1である。つまり原子の質量の大半が核なのである。

核内にある全陽子数を、原子番号と呼ぶ。電荷が中性の原子には、原子番号と同数の電子が存在する。この原子番号で、原子の化学的な性質が決まる。核内の核子の総数は、質量数と呼ばれる。核の性質は、原子番号と、質量数の両方で決まる。

核の種類は、2種の核子の個数で区別される。この2つの数で定義された核を核種と呼ぶ。これらの数で指定された核種は、互いに同じ物理的特性を有し、区別することはできない。通常、核種の記号は、元素記号に質量数を付す方式が採用されている。元素記号は陽子数を規定するので、質量数を定めれば、中性子数が唯一に定まるからである。

たとえば、核種として質量数が14の炭素のことを、炭素14と呼ぶ。元素記号がCなので、C-14とも表現するが、本書では元素記号は使用しないことにする。さて炭素14を考えれば、原子番号が6なので、この核内には中性子が8個あることになる。核爆弾の燃料として利用される、ウラン235とプルトニウム239の原子番号は、92と94である。したがって、ウラン235の核は92個の陽子と143個の中性子からなる。またプルトニウム239の核は94個の陽子と145個の中性子からなる。

原子番号が等しくて、質量数の異なる核種を同位体という。これらは化学的性質がほぼ同じである。たとえば、質量数の異なる水素の同位体である水素1および水素2は、ともに、2個の水素原子と1個の酸素原子とが結合して、1個の水分子を形成する。分子式は同じである。ただし、水素1からなる水の凝固点が0℃であるのに対し、水素2からなる水のそれは3.8℃である。水素2からなる水は、重水と呼ばれている。こうした同位体による性質の差を同位体効果という。一方、核の崩壊などの物理特性は、同位体同士でまったく異なる。

核分裂型の爆弾の燃料となるウランとプルトニウムの同位体の質量数は、どちらも奇数である。偶数の同位体は核分裂しない。たとえば、天然ウランの同位体比は、ウラン238が99.3パーセント、ウラン235が0.7パーセントである。したがって、天然ウランのほとんどが、分裂しないウラン同位体である。核分裂するウラン235は、遠心分離などの濃縮技術で製造される。分離抽出された後に残るウランは、劣化ウランと呼ばれる。それはウラン238のことである。ただし、この劣化ウランが中性子を1個吸収すると、質量数が奇数のプルトニウム239に核変換する。これを積極的に利用するのが、熱核爆弾である。

核力とエネルギー、100万電子ボルト

核は核力と呼ばれる力で複数の核子が束ねられた塊である。この核力の特徴は、短距離でのみ作用することと、その力の大きさが宇宙で最大であることにある。核子と核子が重なるくらいの短距離でのみ、引力が働く。さらに接近すると、反発力が作用する。核力は、重力、静電気力などよりも強い。1核子の半径は約1.5フェムトメートルと、きわめて小さい。2つの核子が接触するくらいに近づいて、はじめて引力が働く。これが短距離力の所以（ゆえん）である。

ウランやプルトニウムの核は、235個ないし、239個の核子が、核力で結びついている。それぞれの核の体積は、核子1個分の体積の質量数倍である。したがって、核の密度は、核子と同じである。

核内の核子は、隣接する核子間でのみ力が及ぶ。しかも、その作用に方向性はない。核内で、核子同士が一定の距離を保ちながら、自由に動きまわっている状態にある。これは、私たちの知る液体状態にある分子のようである。その分子は自由に動きまわる。

ある大きさの液滴が無重力の空間で浮かんでいる様子が、核の状態の想像に近い。これが核の液滴模型である。多数のパチンコ玉の塊が宇宙に浮かんでいる状態を想像すればいいだろう。塊の表面が振動したり、ラグビーボールや蜜柑のように変形し、全体が回転する。個々の核子が独立粒子でありながらも、こうした集団運動の特徴を持つ。

核密度は、核種によらず一定である。一方、私たちが日常的に目にする物質の密度は、元素ごと、結晶構造ごとに異なる。たとえば、固体の鉛の密度は、固体の鉄の密度の3.7倍である。しかし、それぞれの核の密度はほぼ等しい。しか

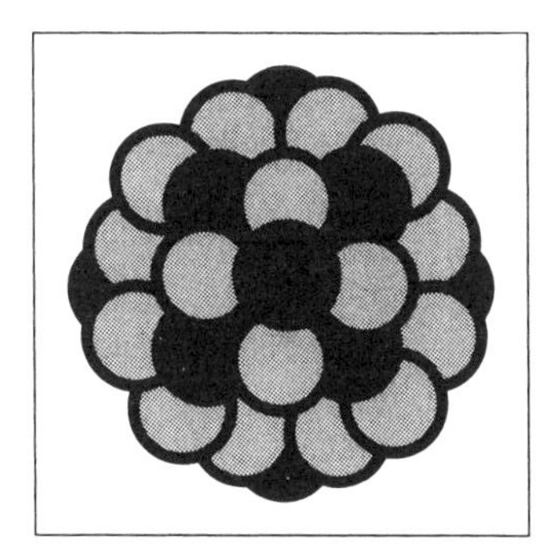

図 3-2　核の模型

も核の質量密度は地球に存在するこれら巨視的物質に比べて、$10^{13} \sim 10^{14}$ 倍と大きい。驚くことに、核と同じ密度の天体が発見されている。それが中性子星である。

核内にある核子同士の結合エネルギーの大きさは、原子の軌道電子と核との結合エネルギーの大きさに比べ、およそ 100 万倍も大きい。手塚治虫が描いた鉄腕アトムは、核エネルギーを力としたロボットであった。その力を 100 万馬力としたのは、彼が、こうした科学を知っていたからかもしれない。

核爆弾は、その中に仕込まれた燃料となる $10^{23} \sim 10^{26}$ 個の核が、一瞬に核の結合エネルギーを放出する装置である。個々の核が放出するエネルギーが、通常火薬の 100 万倍もあるので、とてつもない爆発力となるのである。一方、核のエネルギーを少しずつ制御して解放させる技術が、発電などのタービンを回転させる動力に利用されている。

核のエネルギーは、軌道電子のエネルギーの 100 万倍なので、それに基づいたエネルギーの単位が使用されている。MeV（エム・イー・ヴィ）という記号で示され、100 万電子ボルトである。英語で、100 万はミリオン（M）、電子はエレクトロン（e）、電圧はボルト（V）である。これらをまとめて、MeV と表記する。

ウラン 235 やプルトニウム 239 の核子の結合エネルギーは、核子 1 個あたり約 800 万電子ボルトである。この強固に結合した核が分裂して、核エネルギーが解放される。

3,000 以上の核種の大半は不安定

これまでに発見された核の種類はおよそ 3,000 である。しかも、さらにに 3,000

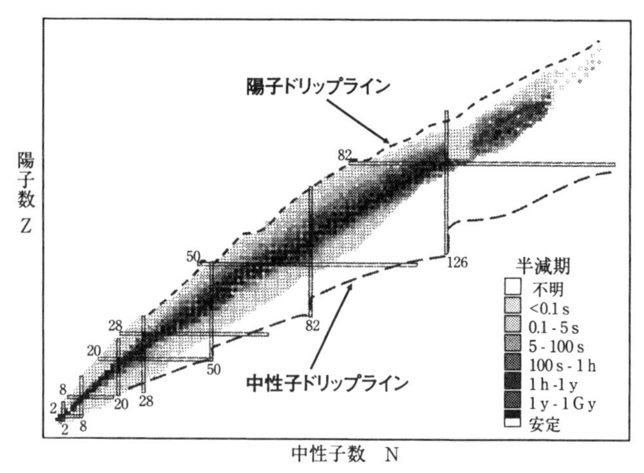

図 3-3　核図表（ローレンス・リバモア国立研究所の核図表［2000 年］より）

～ 4,000 の核種が存在していると予測されている。理化学研究所などは加速器実験により、今後、1,000 以上の新核種の発見を目標としている。現在も、核種の発見は続いている。核の種類は、元素の種類およそ 110 に比べて、圧倒的に多い。

この多数の核種の整理のために、核図表というものが作られている。図 3-3 の黒い部分がこれまでに発見された核種である。各正方形がひとつの核種を表わしている。核図表の横軸は中性子の数、縦軸は陽子の数である。発見された核種群は、核図表の中で、全体として細長い島状・列島型になっている。

列島の中央線部分の核種が比較的安定し、半減期が長い。一方、縁に近づくにしたがい不安定な核種となる。中央線部分での中性子の数と陽子の数の比の値は、陽子の数の増加にしたがい 1.0 から 1.5 へ増加する傾向にある。概して、陽子数よりも中性子数が多い傾向にある。

核図表において、安定な核種を調べると、特に中性子ないし陽子の数が 2、8、20、28、50、82、126 の核種は、その他の核子数に比べると安定している。これらの数を魔法数という。安定な核種の数は 276 ほどしかない。このうち中性子と陽子がともに偶数の核種は 165 個。陽子が偶数で、中性子が奇数の核種が 55 個。陽子が奇数で中性子が偶数の核種が 50 個。どちらもともに奇数の核種がわずか 6 である。偶数のものがより安定であることがわかってきた。核燃料となるウランとプルトニウムの質量数は、それぞれ、235、239 と奇数である。

不安定な核種はエネルギーを放射して、すなわち崩壊して安定な核種になる。

その寿命は1秒以下から10億年以上という広範囲に分布している。大多数の核種は崩壊する運命にある。

質量がエネルギーになる

アルバート・アインシュタインは彼の特殊相対性理論で、質量とエネルギーとが等価であることを導いた。これが核と放射線の物理を理解するための、基本理論のひとつである。しかも、核爆発のエネルギー発生を説明する最も根源的な理論である。物質の質量とエネルギーとの関係は次式で示される。

エネルギー＝質量×光速×光速

光速の値は、毎秒 3.0×10^8 メートルである。日常の言葉で言うならば、毎秒30万キロメートルになる。1秒間に地球の周囲を7周半まわるほど大きな値である。質量が消滅するならば、その質量の値に光速という大きな値を2度掛け合わせた大きさのエネルギーが放出することになる。この計算は、算数で習った直方体の体積と同じである。1辺の長さが光速の正方形に、高さである質量をかけて、体積であるエネルギーが求められるのである。ただし底面積の大きさに比べて、高さが低い、直方体である。多くの場合に、それは直方体というより、薄い正方形の板である。あるいは、正方形の膜である。大きな値である光速を辺とした正方形に、わずかな量の質量を高さとした薄い膜の体積が、エネルギーである。大面積の薄膜がエネルギーとなる。

たとえば、2001年度の日本の年間一次エネルギー消費量は 2.2×10^{19} ジュール。一辺の長さが光速の正方形で高さが240キログラムの薄板の体積に等しい。すなわち、日本で1年間に消費する一次エネルギーに相当する質量は、わずか240キログラムにすぎない。

この理論は、その後間もなく、核物理の実験で検証されるとともに、核爆発として20世紀の世界に大きな衝撃を与えることになった。もちろん、アインシュタインが予言した物理に基づいたエネルギー生成が、兵器とは無関係に宇宙の至るところで起きていることが判明している。核爆発で生じるエネルギーは、核の質量の減少が原因しているといえる。

自然界で質量が完全に消滅する現象は少ない。多くの場合は、質量の一部分が減少し、エネルギーの放出となる。完全消滅の例は、粒子と反粒子との衝突である。これらは、質量の大きさが等しく、電荷の符号が反対の粒子である。たとえば、電子と陽電子である。これらの衝突により、2粒子は完全に消滅し、その代わり、それらの質量と等しいエネルギーを有する光（光子）が2個、真反対に放射される。その2個の光子のエネルギーの和は1MeVである。この物理現象は自然界でしばしば生じている。最近では、この原理が、がんの検診に利用されている。陽電子放射断層撮影（PET）である。

核分裂で生じるエネルギーと核分裂生成物

質量数が10以上の核では、核内の核子の結合エネルギーは1個あたり約800万電子ボルトである。この結合エネルギーは質量数が60を超えると、徐々に低下する傾向にある。

結合エネルギーが大きいほど核は安定するので、ウランやプルトニウムなどの大きな核は、分裂して2つの核になる方が安定する。たとえば、ウラン238の核子1個あたりの結合エネルギーは750万電子ボルトである。その半分の質量数119の核の場合の核子1個あたりの結合エネルギーは840万電子ボルトである。この分裂により、核子1個あたり90万電子ボルトの結合エネルギーを増加させる。したがって、核全体では、

$$238 \times 0.9=214\mathrm{MeV}$$

のエネルギーとなる。このエネルギーがウラン1個の核分裂で放出されることになる。核子1個の質量に相当するエネルギーは、およそ940MeVなので、ウランないしプルトニウム1個の核分裂で減少する質量は、1個の核子の質量の20パーセントである。核全体の質量に対する割合でみれば、およそ1万分の9にすぎない。しかし、多数のウランやプルトニウムが、ほぼ同時に分裂するので、莫大なエネルギーの発生になるのである。

実際には、プルトニウム239やウラン235の核が中性子1個を吸収し、核分裂する。この核分裂で放出されるエネルギーが、およそ200MeVである。この際に、2～3個の中性子を放射する。この中性子が、近くの核に吸収されて、また分裂を引き起こす。

TNT火薬1キロトンの爆発で発生するエネルギーは、4.2×10^{12}ジュール$=2.6 \times 10^{25}$MeVである。これは、核分裂性物質56グラムの完全核分裂が生じるエネ

ルギーに等しい。1キロトンの重量は、普通乗用車およそ1,000台である。その重量の高性能火薬が、わずか56グラムの核分裂性物質とエネルギー的に等しいのである。

核分裂により、あらたに2個の核が生成される。これが核分裂生成物である。その質量数は65～170の範囲に分布する。35種の元素で、およそ300の核種が生成される。TNT火薬換算で1キロトンの核爆発により、56グラムの核分裂生成物が発生する。

核分裂生成物は、陽子数（ウランで92、プルトニウムで94）に比べ中性子数が過剰な核種で不安定核種である。そのために、ベータ粒子（電子）を放射する核崩壊（ベータ崩壊）を繰り返し、より安定な核種に変化していく。核崩壊で生成された核種を娘核種と呼ぶ。もちろん、これらの核種の多くはガンマ線も放射する。また、中性子放出で安定な核にもなる。

通常、ベータ崩壊やアルファ崩壊などの核崩壊で生成された娘核種は、初期に高いエネルギー状態にある。ガンマ線を放射することで、より安定な状態に移る。多くの場合に複数の継続する状態変化の後、最もエネルギーの低い状態に安定する。

臨界質量——金属プルトニウム5キログラムで核爆発

ウラン235の原子核は、エネルギーの低い熱中性子を吸収して、ほぼ同じ質量の2つの核に分裂する。その際に、平均2.5個の高速中性子を放出する。この中性子が、ウラン235の塊の中で散乱し、エネルギーを損失しながら熱中性子化すると、さらにウラン235の原子核を分裂させる。

このウラン235の塊がある程度大きければ、その中性子が、その塊の外へ出てしまう前に、他のウランを核分裂させる確率が高くなる。こうして核分裂の率は、中性子の個数の雪崩的増加にともない高まる。これが核分裂連鎖反応である。逆に、そのウランの塊がある大きさよりも小さければ、中性子が、塊の外へ出てしまう確率が、ウランを分裂させる確率よりも高くなり、連鎖反応は生じない。この連鎖反応を生じさせるぎりぎりの量を、臨界質量という。

核兵器が爆発するための臨界質量の大きさは、核分裂物質の種類、組成、純度と周囲の条件で決まる。不純物が多いと、中性子がそれによって吸収されてしまう。核分裂物質の塊を、適当な中性子反射体で包めば、逃げ出す中性子は少なくなり、臨界質量の大きさを少なくできる。この臨界質量は、米国の初期の設計で

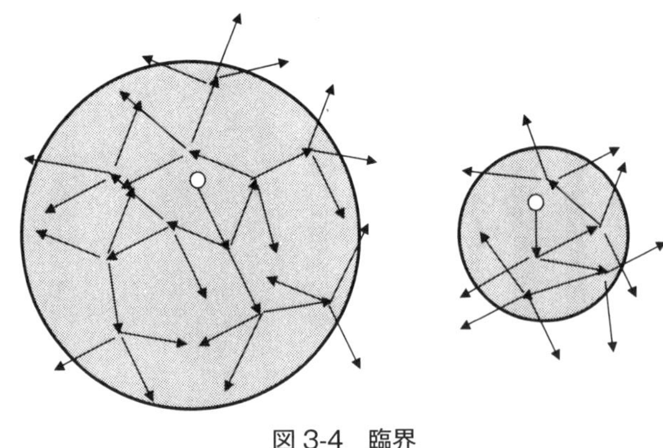

図 3-4　臨界

は、ウランの場合 25 キログラム、プルトニウムの場合 5 キログラムである。ウランおよびプルトニウムの密度は 1 立方センチメートルあたり、それぞれ 19 グラムおよび 20 グラムである。したがって、2 種類の核爆弾の原料で作られる最小量の体積は、1,300 立方センチメートルと 250 立方センチメートルとなる。プルトニウム爆弾ならば、野球ボールくらいの大きさである。

米国が 1945 年 8 月に、ウランを用いる核爆弾を、世界で最初に広島で戦闘目的に使用し、プルトニウムの核爆弾を長崎に最初に使用した。ソ連は、1949 年 8 月にセミパラチンスク実験場で、プルトニウムの核爆弾の最初の試験爆発を行なった。ウランの濃縮に比べ、プルトニウムの製造が容易なために、核分裂型核兵器として多数のプルトニウム型核弾頭が製造されている。もうひとつの理由は、臨界質量がプルトニウムの方がウランよりも少ないので、小型化できることにある。その究極は携帯型の核爆弾装置である。

核融合

質量数の大きな核種は分裂により安定し、エネルギーを発生した。一方、質量数が 10 以下の核の場合には、2 個の軽い核が融合して、1 個のより重い核になれば、結合力が増し安定する。この融合の際に、エネルギーが発生する。これが核融合反応である。

核融合のためには、絶対温度で 1,000 万度程度の高温状態が必要である。この温度では、原子が完全に電離した気体（プラズマ）となり、核同士が直接衝突するようになる。太陽などの恒星の内部で生じている核反応である。熱核爆弾の名前の由来がここにある。
いくつかの核融合反応を次に示す。

水素１＋水素１―ヘリウム２＋中性子　3.2MeV
水素２＋水素２―水素３＋水素１　4.0MeV
水素３＋水素２―ヘリウム４＋中性子　17MeV
水素３＋水素１―ヘリウム４＋２中性子　11MeV

核融合反応は大型核兵器の原理になっている。この場合、第一段階で核分裂反応により高温状態を作り出し、第二段階の核融合反応を誘導する。そして、多量に発生する中性子で、本来核分裂しないウラン238を核分裂するプルトニウム239に変換させて、第三段階の核分裂を生じさせる。これは熱核兵器と呼ばれている。

熱核爆弾では、水素３の核融合が重要な反応である。しかし、水素３の半減期が12年と短いため、燃料には適さない。そこで、リチウム６の中性子による核分裂で、水素３を生成することが考案された。

核の崩壊と核放射線

ほとんどの核種は不安定で、エネルギーを放出し、崩壊し安定する。核外にエネルギーを持ち出すのが、核放射線である。その実体は、光である光子、中性子、電子、あるいは、複数の核子の塊である。放射される核子の塊の代表はヘリウムの核である。核放射線では、特別な名前がある。光子をガンマ線、電子をベータ粒子、ヘリウム核をアルファ粒子という。ただし、中性子は中性子である。原子の軌道電子に関係して放射される光子はX線と呼ばれる。核放射線のエネルギーはおおむね0.1～数百万電子ボルトの範囲にある。

核の崩壊の仕方にはいくつかの種類がある。放出する核放射線の種類によって、ベータ崩壊、アルファ崩壊と呼ばれる。通常、この崩壊にともない、ガンマ線が放射される。しかし、稀にガンマ線をともなわない崩壊もある。さらに、ベータ崩壊には、ニュートリノという粒子が放出される。しかし、このニュートリノは物質とほとんど相互作用しないので、災害の原因にはならない。この粒子を検出するためには、巨大な装置が必要である。これに成功したのが、ノーベル物理学賞を受賞した小柴昌俊博士だった。ベータ崩壊とアルファ崩壊以外の形式の核の崩壊もある。しかし、本書の主題である核爆発災害の理解のためには、この２種の崩壊を知るだけで十分である。

ある核種が単位時間あたりに崩壊する割合を、放射能という。その大きさは、1秒間に1個が崩壊する場合、1ベクレルの放射能という。ある核種の放射能が半減するまでの時間を半減期という。この半減期の値は、核種ごとに決まっている。その大きさは、1秒以下から、地球の年齢くらいまで、さまざまである。

中性子が過剰または不足した核が電子または陽電子を放射する崩壊をベータ崩壊という。この場合、崩壊の前後で質量数に変化はない。電子放射の場合、核内の1個の中性子が陽子と電子とに変わることに基づくので、原子番号が1だけ増加する。陽電子放射の場合、核内の1個の陽子が中性子と陽電子とに変わることに基づくので、原子番号が1だけ減少する。

たとえば、核分裂生成物キセノン140は下記のように、ベータ崩壊を繰り返し、最終的に安定なセリウム140に崩壊する。このそれぞれの時間間隔は半減期である。

$$\text{キセノン140} \xrightarrow[\text{16秒}]{\beta} \text{セシウム140} \xrightarrow[\text{60秒}]{\beta} \text{バリウム140} \xrightarrow[\text{13日}]{\beta} \text{ランタン140} \xrightarrow[\text{40時}]{\beta} \text{セリウム140}$$

核が質量数4のアルファ粒子を放射し、別な核種となる崩壊をアルファ崩壊という。このアルファ粒子は結合力が、その他の軽い核に比べて大きい。そのため、ひとつの塊として、大きな核から飛び出す場合がある。アルファ粒子は原子番号が2で、質量数が4なので、崩壊後の核は、元の核に比べ、原子番号が2と質量数が4減る。元の核は親核種、崩壊後の核は娘核種と呼ばれる。アルファ崩壊する核種の半減期は、ベータ崩壊核種に比べて、概して半減期は長い。

アルファ粒子の運動エネルギーは核種に固有の一定の値である。次にアルファ崩壊の例を示す。

$$\text{ウラン238} \xrightarrow{\text{45億年}} \text{トリウム234} + \text{アルファ粒子（4.15, 4.19MeV）}$$

$$\text{ウラン235} \xrightarrow{\text{7億年}} \text{トリウム231} + \text{アルファ粒子（4.37, 4.40MeV）}$$

2.4万年
プルトニウム239 ───→ ウラン235＋アルファ粒子（5.11，5.14，5.16MeV）

ウラン238は半減期が45億年でトリウム234へ崩壊し、アルファ線を放射する。アルファ線の主なエネルギーは4.15ないし4.19MeV。ウラン235は7億年の半減期で、トリウム231へ崩壊し、アルファ線を放射する。ブルトニウム239は半減期が24,000年でウラン235へ崩壊する。

核爆発と火球

臨界質量に達していない量の核燃料物質を、爆縮などにより臨界超過の状態にすると、核分裂連鎖反応が発生し、爆発状態になる。爆弾の外側の硬質な容器は核燃料物質の膨張を抑え、連鎖反応を進行させるように設計されている。また容器には、内部で発生する中性子が容器外へ逃げ出さないように反射させる役割もある。発生する高熱のため、爆弾容器内の全ての物質が気体状態になり、非常に高い圧力となる。温度は数百万度、圧力は大気圧の数十倍もある。そして、最後に容器は破壊され、溶解し、蒸発する。その瞬間が爆発である。

TNT火薬を用いた通常爆弾の温度、5,000℃と比べて、桁違いに高温である。この高温が、核爆発の特徴のひとつである。爆発開始から100万分の1秒以内に、この高温高圧の蒸発気体はほぼ球形で、非常に強く輝く塊に見える。これが核爆発の火球である。この火球は、瞬間的には太陽と同じ温度にある。一瞬の閃光による、熱傷と火災の原因は、この火球のとてつもない温度にある。

1メガトンの核爆発では、その初期に、約100キロメートル離れた場所で、火球を見ると、真昼の太陽の30倍以上の明るさに見える。この明るさは、爆発威力の違いでは大差ない。火球の表面温度により決まり、爆発で生じるエネルギーの総量にはあまり関係しない。

爆発威力の違いは、火球の大きさと継続時間に現れる。小型ほどその継続時間は短く、大型ほど長くなる。これは防護上重要な知識である。すなわち、核爆発の閃光を目撃した瞬間に、物陰に伏せることで、被曝を軽減する可能性もある。たとえば、20キロトンの核爆発では火球は約1秒間で最大半径になる。しかし、1メガトンの核爆発では、10秒で火球は最大になる。熱線の空間移動速度は光と同じで、瞬時に熱を受けることになる。それでも、火球が最大になるまでの時間に、最大の閃光を回避する時間があるかもしれない。

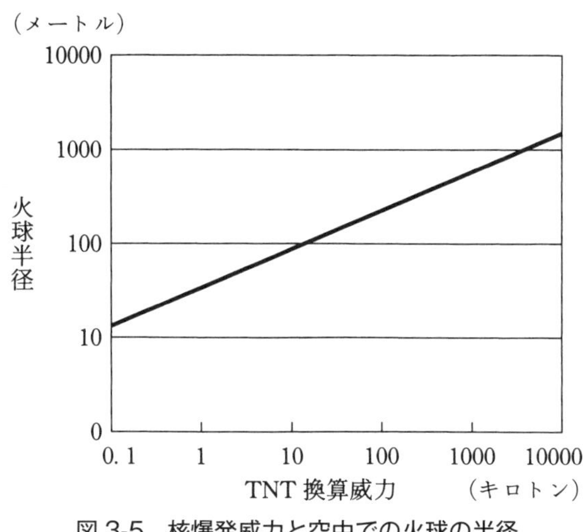

図 3-5　核爆発威力と空中での火球の半径

火球の大きさは、爆発威力が大きいほど大きくなる。1 キロトン、10 キロトン、100 キロトン、1 メガトン、10 メガトンの空中核爆発の火球半径は、それぞれ、およそ 34、84、210、350、1,300 メートルである。

火球は周囲の空気を巻き込みながら膨張していく。それにつれて、温度、圧力、明るさともに減少し、同時に高温の気球のように上昇する。1 メガトンの核爆発で、火球は毎秒およそ 100 メートルの速さで上昇する。1 分後には、火球の温度はかなり低下し、輝かなくなるため目視できなくなる。その時には、4.5 キロメートルほど上昇している。

前記の火球の大きさは空中核爆発の場合であるが、地表構造物に激突して炸裂する場合にも目安にはなる。その場合、火球の直径内の構造物が粉砕され、呑み込まれて、蒸発する。

ゼロ地点と核爆発の分類

核爆発はその爆発点により、高高度、空中、地表、地下と分類される。最初の戦闘使用であった広島と長崎は空中核爆発であったが、実験としては地表および地下でも行なわれた。歴史的な米ソの実験結果を調査するなかで、どこで炸裂するかによって核爆発災害に大きな差が生じることがわかってきた。物理的には、火球が空中にある場合、火球が地表に接する場合、爆発点が地下でかつ火球が地表から飛び出さない場合の順に、空中、地表、地下の爆発となる。

爆発点を通る鉛直線と地表面との交点をゼロ地点（英語でグラウンド・ゼロ）という。2001年9月11日、ニューヨークの世界貿易センタービルは、上層階に旅客機で体当たりされる攻撃を受けて全体が崩壊する惨事となった。その惨事のあった地表面が「グラウンド・ゼロ」と報じられていたのを、記憶している読者も多いのではないかと思う。この用語は、核兵器を最初に開発し、戦闘使用した米国が出版した書籍『核兵器の効果』のなかで登場した。核爆発攻撃の高度は、高高度の上空から地下まで想定されるので、攻撃の場所を地図上で表現するために定義した用語と考えられる。この用語を、物理学者の武谷三男（たけたにみつお）博士が、「ゼロ地点」と日本語に翻訳している。本書でも、この訳を踏襲する。

爆発高度が、火球半径よりも低いと、火球が地表に接触する。この場合には、空中核爆発ではなくなる。これは、分類上、地表核爆発となる。地表核爆発は、地表に火球が接触する爆発である。広島と長崎の核爆発の威力は、およそ20キロトン。その火球半径は、およそ100メートル。爆発高度は、どちらもおよそ600メートル。したがって、空中爆発である。一方、ビキニ15メガトンは、火球半径が1キロメートルもあった。環礁の浅瀬で爆発した地表核爆発である。

空中爆発の場合、核分裂物質のほとんどが高温気体となって上空へ舞い上がるので、直下の汚染にはならない。多くは成層圏まで上がり、薄まって地球規模の核汚染となる。火球が放射する熱線が直下と周辺を焼き尽くす。爆央から放射された中性子が直下の地面を放射化する。たとえば、20キロトン空中核爆発では、半径2～3キロメートル圏内が熱線や初期核放射線で顕著な被害を受ける。都市の炎上にともない、中性子で放射化した物質が空中へ舞い上がる。広島の黒い雨がこの例である。しかし、地表核爆発のように、風下地域が致命的な危険になるほどの被害は生じない。

地表の核汚染被害としては、地表核爆発が最悪となる。初期の核爆発実験では、鉄塔に置かれた地表爆発であった。これは火球が地表を覆い、核汚染した土壌の粉塵を空中に巻き上げる。このため、周辺ばかりでなく、風下地域が影響を受ける。

ビキニ15メガトンの地表核爆発の実験では、珊瑚環礁を吹き飛ばして、莫大な量の白色の核の灰が舞い上がった。これが上空の速い気流で輸送され風下に降る。風下190キロメートルで皮膚炎、嘔吐、下痢、脱毛などの急性放射線障害が発生し、かつその後甲状腺がんが多発した。こうした実験事例から、核弾頭ミサ

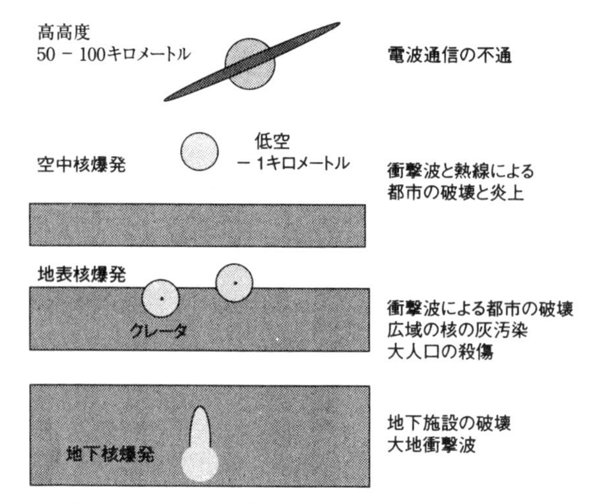

図 3-6　核爆発の高さによる分類。上から、高高度、空中、地表、地下。

イルが都市表面に激突する攻撃を受ければ、発生する核の灰が原因で、広範囲に致命的な放射線災害が発生することが予想される。

地下施設を破壊するための核ミサイルが米国で開発されている。火球が地表に飛び出さないくらいに深い位置で爆発すれば、地下核爆発となる。この場合には、全核分裂生成物が地中に埋まるので、地表が危険になることは少ない。ただし、地下の汚染は地下水の汚染を引き起こす可能性がある。

一方、地下とはいえ浅い位置での核爆発では、火球が上層の岩盤を溶解しながら上昇し、地表に飛び出してくる。こうなると実質的に地表核爆発となって、周辺と風下に核汚染が生じる。いくつかの地下実験でこうした事態が発生している。地表にはクレータが残る。地下の軍事施設などが攻撃される場合には、こうした事態の発生も予測される。

衝撃波とその伝播

核分裂連鎖反応の発生後、数分の１秒で高圧の空気の波が生じ、火球から外方へ向かって押し出され、爆風となる。核兵器の爆発の特徴は、衝撃波の超過圧力（大気圧を超えた部分）が高いことと、その持続時間が長いことにある。これらにより、地震のように建造物の大量変形を生じさせる。通常兵器の場合には、建物の一部だけに被害を与えるが、核兵器の場合には、衝撃波が建物全体を包み込んで破壊する。広島・長崎では、木造家屋ばかりでなく、多数のコンクリート製の建造物までもが、破壊されている。

大地震との違いは、爆風による破壊の際に、大量のガラス片、金属片、石片などが、弾丸のように空中を飛ぶ。これらの飛来によって、多くの構造物に被害を与えるだけでなく、多数の犠牲者を出す。

この爆風の最前面を衝撃波面と呼ぶ。それが外方へ向かい、急速に広がる。火球の広がる速度よりも速い。1キロトンの地表核爆発の場合、衝撃波面は、約2秒で1キロメートル先まで到達する。この速さは通常の音速（毎秒350メートル）よりも速い。ゼロ地点からの距離が、300、500、1,000メートルの地点での爆風の最大速度は、それぞれ、毎秒120、60、20メートルと予想される。

1メガトンの空中爆発の場合、10秒後に火球が最大半径1.1キロメートルに達する時には、衝撃波面は4.8キロメートルに達している。さらに火球が冷却し、もはや見分けられない50秒後には、19キロメートル先に達している。その時の爆風速度は毎秒345メートルである。

波面の最前部が最大の圧力となっている。大気圧よりも高い圧力を有するこの衝撃波を受けて、物的被害が生じる。構造物の大部分は衝撃波の超過圧力が大気圧の3パーセント以上になると、何らかの被害を受ける。この超過圧力の大きさは、ゼロ地点からの距離、核兵器の威力、そして爆発高度によって違いが生じる。すなわち、ゼロ地点に近いほど、また威力の大きい核兵器ほど、超過圧力は高くなる。

空中爆発よりも、地表核爆発の方が、超過圧力は高い。それは地表核爆発の場合、地面で反射される衝撃波が重なるためである。上空から下へ向かう衝撃波成分はなく、衝撃波面の後ろの突風は地表面の近くでは事実上水平である。

構造物の被害は、この尖頭超過圧力のほかに、爆風の通過にともなう牽引力の影響を大きく受ける。非常に大きな衝撃波では、牽引力は尖頭超過圧力よりも大きくなる。それはゼロ地点の近くで生じる。

ゼロ地点周辺に丘がある場合、衝撃波の進行は影響を受ける。急斜面があれば、丘の前面では反射の結果、尖頭超過圧力が短い時間だが急に非常に大きな値になる。逆に、丘の反対側の斜面では、尖頭超過圧力は弱まる。ゼロ地点から、大きな丘のために、見通せない対象物であっても、衝撃波は、廻りこみ、それに衝撃を与える。これは波の回折（かいせつ）（廻りこみ）現象である。

爆風波が開口部のない構造物を包んだ場合、全体の面の圧力はほぼ等しくなる。すなわち全体で圧力差はなくなる。しかしこの圧力は、衝撃波全体が通過す

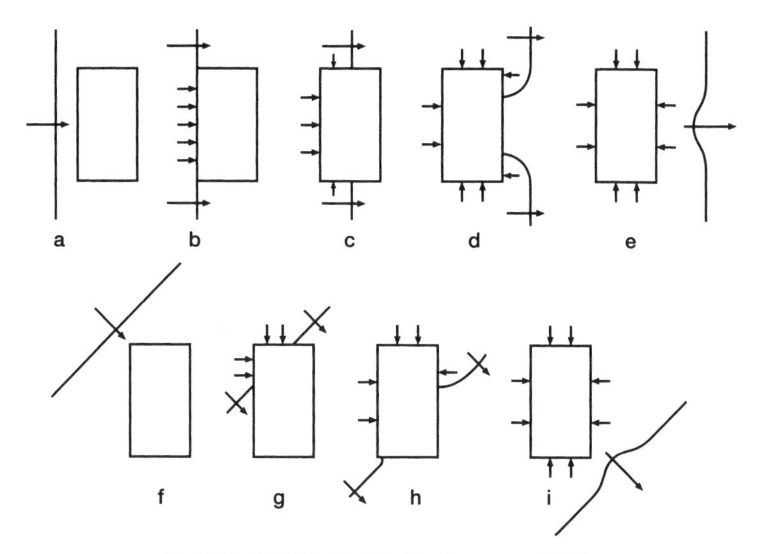

図 3-7　衝撃波の回折（S. Glasstone, 1977）

るまでは、周囲よりも高いので、その構造物の内側に向かう圧縮力が作用する。

都市では、さまざまな建造物が密集している。衝撃波は、これらの中で、反射や回折を繰り返しながら進行する。回折を繰り返しても、全体として衝撃波の被害はあまり弱まらない。

都市部での人間の主要な死因は、衝撃波で粉砕され吹き飛ぶガラス片が人体に突き刺さることによる。21 世紀の高層建築には、ガラスが多用されているので、この種の危険は高まっている。この原因によって半数の人が死亡（半致死）の確率となる範囲を、地表核爆発のゼロ地点から半径で示したのが、表 3-1 である。

地表爆発はゼロ地点の大地に直接衝撃を与え、大地衝撃波を発生させる。しかし、大半のエネルギーは、空中へ反射される。ゼロ地点に近い場所では、土が変性するほどの高い圧力となる。大地の圧力波の大きさはゼロ地点からの距離が増すにしたがって速やかに弱まり、遠距離になると地震波と同じになる。

この大地衝撃波による被害は、空気中の衝撃波によるものと比べて、きわめて小さい。大地衝撃波の強度は、地上爆発によりクレータが形成されるようになると増大する。そのクレータの深さないし直径が増すということは、大地衝撃波の強度が増すということを示す。

表 3-1　衝撃波で粉砕され吹き飛ぶガラス片による半致死範囲（半径）

爆発威力（キロトン）	0.82気圧超過圧力範囲（メートル）
1	275
10	590
100	1300
1000	2750
10000	5900

地下核爆発と大地衝撃波

地下核爆発は、物理的には実効的な地表爆発、浅い地下爆発、十分な深度での爆発の３種に分類される。地表に近い浅い地下での爆発では、火球が地上に出てしまう。これは物理的には地表核爆発と分類されるべきもので、核分裂物質、中性子誘導放射能そしてプルトニウムにより、爆心地周辺表面が汚染する最悪の核爆発である。この場合、大量に発生する核の灰により、風下地域の住民が放射線災害にさらされる。浅い地下爆発では、地割れから放射性ガスが噴出する。十分な深度での爆発では、放射性物質が地下に貯蔵される形になり、危険は比較的少ない。しかし長期的には、多くの亀裂を形成した地殻の中で地下水を経由した水系や地表の汚染拡大が不安材料となる。

浅い地下核爆発の場合、きわめて高い熱のため地表面近くにあるかなりの量の物質が蒸発する。これらは、火球の上昇の際に、キノコ雲の幹の気流によって吸い上げられる。そして爆発点に発生した高温高圧のガスの急激な膨張により、地表の構造物および土や岩盤が除去されて、クレータが形成される。クレータは、その最表面にある一度空中に吹き上げられた物質が降って再度堆積した層、その下には無数の亀裂がある層、そしてその下には爆発の影響を受け永久的に変形した層の三層からなる。亀裂層の半径は、クレータ半径の約１倍半である。

地下施設や地下街が核兵器の標的となる場合には、前記の地下爆発現象に加えて、地下空間が強烈な衝撃波に襲われる。空中や地表爆発の場合には、衝撃波は四方へ拡散しながら弱まる。しかし、限られた空間内を突き抜ける地下空間の衝撃波により、地下空間の内部は完全に破壊されるのではないだろうか。地下施設攻撃型の核ミサイルのほか、核兵器テロが想定される。

十分な深度での核爆発は、かなりのエネルギーが空洞の形成と周囲の溶解、そして大地衝撃波の発生に消費される。火球は岩盤を溶解しながら上昇し、地中に煙突構造を形成する。浅い場合には、その煙突の上部が地表に届くことになる。爆発点の近傍の岩盤の変形や粉砕は、クレータ爆発に近い状態である。より周辺では、岩盤の永久変形が生じる。爆発点から遠方では、爆発エネルギーのおよそ5パーセント以下のエネルギーの弱い大地衝撃波が、一連の地震となる。これは典型的な地震のように、地殻にひずみを形成し、その後の初期状態への回復にともない、一連の振動が発生する。

1968年にネバダ実験場の地下1,400メートルで、1メガトンの爆発があった。その後6週間に、半径13キロメートルの範囲で、数万回の弱い地震が観測された。なお、地下核爆発が、自然の地震を誘発するかどうかは、不明である。

地下深くにある施設にとって、浅い地下での核爆発からの大地衝撃波は、損傷の主要な原因となるかもしれない。クレータの直下では、地下施設は損傷を受ける。深い地下施設ならば大地衝撃波による影響を受けないかもしれないが、どの深さからが安全なのかは明らかではない。地下街や地下鉄は、クレータの直下ないしごく近傍以外は損傷を受けない。これらの地下構造は、大地衝撃波に対してきわめて強い。

熱　線

核爆発によって形成される火球の温度は、太陽の中心部と同じくらい高温なため、核エネルギーのかなりの部分が熱線として放射される。その熱線の波長は波長の短い紫外線、可視光線、そしてさらに波長の長い赤外線からなる。この熱線は光の速度で放射される。

熱線放射は時間的には、2つの山がある。最初の山は、10分の1秒以下で、主に紫外線の放射となる。ただしこの成分は、量も1パーセントくらいと少なく、しかも空気中でかなり吸収されてしまう。そのため、熱傷被害の原因とはなりにくい。第二の熱線放射の山は、その後、秒単位の時間続く。これが、熱傷の原因である。また火災の原因ともなる。

1キロトンの核爆発の場合、40万キロワット時の発電と同じエネルギーが熱線となる。これが数分の1秒という短い時間に放出される。大型の核兵器の場合は、それは、より長い時間となる。たとえば、10メガトンでは、10秒以上になる。同じ熱量を受けるなら、短時間の方がより危険である。

この熱線は、爆風で破壊された建物や車を炎上させる。また火傷の原因となる。遠方ほど、急速に熱線の被害は減少する。四方に放射されるので、熱線の密度は距離とともに減少（2乗に反比例）する。到達する熱量は距離が2倍になれば4分の1になる。たとえば、ゼロ地点から300メートル離れた場所の熱量を100とすれば、600メートル地点では、熱量は25になる。

しかし、現実には、熱線は空気中の原子や分子に吸収されもする。特に、波長の短い紫外線成分は主に酸素分子とオゾンによって吸収される。また、核爆発によるガンマ線でオゾンが大量に作られる。このため、紫外線を含む熱線密度は、遠方でより一層減少する。

地表核爆発によるテロの場合では、熱線は地表面に近い高さで水平に通った成分だけが、地上の建物や人に被害を与える。この高さでは、水蒸気と炭酸ガスの分子による吸収がかなりあるため、弱まる。また、地上のさまざまな建造物や丘などの地形によっても、熱線は遮蔽される。したがって、地表核爆発の場合の熱線被害は、空中爆発に比べて、ずっと少ない。熱線は直進するので、多数の建造物に遮断されるからである。

都会では熱線反射ガラスを壁全面に施している建造物が多数存在する。そのため、元来、直射されない陰の位置でも、反射光で熱傷者が発生するであろう。熱線は光の速度で放射されるので、衝撃波よりも早く到着する。つまり、ガラス面が粉砕される前に反射される。したがって、都市での核兵器爆発では、熱線反射による熱傷により、被害が拡大するはずである。

熱線を吸収して生じる被害は、皮膚の熱傷、木材、衣類、紙類などの可燃物の焼け焦げ、黒焦げ、そして発火である。ゼロ地点に近い車や建造物は、衝撃波の影響を受けたのち、内部から炎上することになる。

閃光熱傷

火球が放つ閃光による最初の人体被害が、閃光熱傷である。空中爆発では上空からの熱線により、広範囲に影響を受ける。一方、テロなどによる地上爆発では、遠方までは被害は及ばない。影響範囲は、衝撃波よりもずっと近距離である。最大の理由は、熱線が、周囲の建造物により遮断されるからである。一方、衝撃波は大きな建造物であっても、回折し、迂回して進行する。小型核兵器の熱線は1秒以内の短時間の放射に加え、意外な方向からの反射熱線もあり、退避行動はほとんど不可能である。

熱線によって熱傷を生じるが、これには2通りある。火球からの熱線を直接受けた場合が閃光熱傷であり、熱線で発生した火災によるものが火炎熱傷となる。

表3-2　種々の空中核爆発威力に対する熱傷の範囲（半径）（S. Glasstone, 1957）

爆発威力 （キロトン）	第3度熱傷の範囲 （メートル）
1	640
10	1800
100	4500
1000	13000
10000	34000

熱傷は、その原因によらず、その症状の重さから三段階に区分される。第一度の熱傷は、皮膚が赤くなるだけのもの。たとえば、穏やかな日焼けである。この場合には、特別な治療をしなくても治り、傷跡は通常残らない。第二度の熱傷は、深く強烈で、特徴としては水疱ができる。第三度の熱傷は、皮膚の厚みの全部が障害を受ける。皮膚の移植手術をしなければ、熱傷の痕が残る。

人命への影響としては、この熱傷の度数のほか、熱傷を受けた皮膚の面積も重要な要素である。すなわち、第一度の熱傷であっても、それが全身に広がっているなら、体の一部が第三度の熱傷を受けるよりも、ずっと危険である。全身熱傷は、致命的である。火球からの熱線で第二度の閃光熱傷を生じる区域にいる人たちは全員、致死のリスクを負う。しかし、全員が致死というのではなく、多くの人が、熱線から防護される確率もある。

閃光熱傷の特徴は、火球から直進してくる閃光に向いた皮膚面に限られていることにある。たとえば、背面から閃光を受けた人の場合は、熱傷は背中、後頭部、腕の裏側などに限られる。顔面などは熱傷を受けない。

閃光熱傷は、多くの場合、剥き出しの皮膚に限られて起きる。やや厚手の衣類を着ていれば、その下の皮膚は安全である。しかし、衣類を着ていても閃光熱傷を受ける場合が、広島・長崎であった。皮膚と衣類が密着した場合に、熱くなった服の熱が皮膚に伝わって生じる場合である。たとえば、暑い夏の日に汗をかいた時などに、下着やカッターシャツなどが皮膚に密着する場合である。

衣類の色にも、閃光熱傷発生の有無は影響される。黒っぽい服と白っぽい服を比べると、前者の方が、閃光熱傷を受けやすい。白い衣類は閃光を反射し、黒い服は閃光を吸収するからである。黒い服は引火して火炎熱傷となることもある。白い服であっても薄手の場合は、閃光が透過し、熱傷を起こすこともありうる。

1キロトンの地表核爆発の場合に予測される熱傷は以下のようになる。第三度の閃光熱傷は、ゼロ地点から半径260メートル以内、第二度の閃光熱傷は、260〜320メートルの範囲、第一度の閃光熱傷は、320〜400メートルである。同等の核兵器が空中爆発をした場合には、この距離範囲は2.5倍に広がる。

種々の核爆発威力に対する、第三度の熱傷が生じる範囲が調べられている。表3-2に示すように、10メガトンでは、それは34キロメートルにも及ぶ。

初期核放射線の被曝は最初の1分間

核分裂連鎖反応にともなって、火球から核放射線が放出される。これにはガンマ線、中性子、ベータ線と一部アルファ線が含まれている。このうち、ガンマ線と中性子が、核分裂連鎖反応の進行中に放射される。また、連鎖反応終了後、核分裂生成物の崩壊時に、ガンマ線とベータ線が放射される。アルファ線は、分裂しなかったウランやプルトニウムの放射性崩壊から出てくるものである。

これら放射線は、初期核放射線と残留核放射線の2種類に区分される。後者は主に、核分裂生成物からであり、前者は、核分裂連鎖反応の進行中に放射される。初期核放射線による被曝は、爆発開始から、およそ1分以内といえる。それは、火球の上昇により、地表との距離が、初期の1分間で急速に増大し、地表面での線量率が急速に減少するからである。

火球からのガンマ線および中性子の線量は、距離の2乗に反比例する性質と、空気成分との衝突による減衰により、距離が遠くなるにしたがい急速に減衰する。たとえば、広島や長崎の20キロトン級の核兵器の場合、初期核放射線の線量は、ゼロ地点から3キロメートル地点では無視できるくらいに低い。核の雲は、爆発1分後に、3キロメートル上昇するので、初期核放射線を、最初の1分と考えるのである。より大型の核兵器では、さらに遠方まで初期核放射線が及ぶが、火球の上昇速度も、一層速い。つまり、爆発の威力とは無関係に、初期核放射線の影響は、最初の1分間と考えることができる。

ゼロ地点から離れた人たちの初期核放射線の被曝は、中性子とガンマ線によるものである。一方、ベータ線とアルファ線は、空気中を遠方まで飛ぶことはできない。したがって、1分間以内の初期核放射線は、空中核爆発の場合、中性子とガンマ線だけと考えてよい。この種の初期核放射線が、ゼロ地点付近にいる人たちへ致命的被曝を与える。

大型核兵器の場合、遠方まで初期核放射線の被害は及ばないとしても、熱線が被害を与えることはあり得る。一方、1キロトン以下では、初期核放射線は熱線

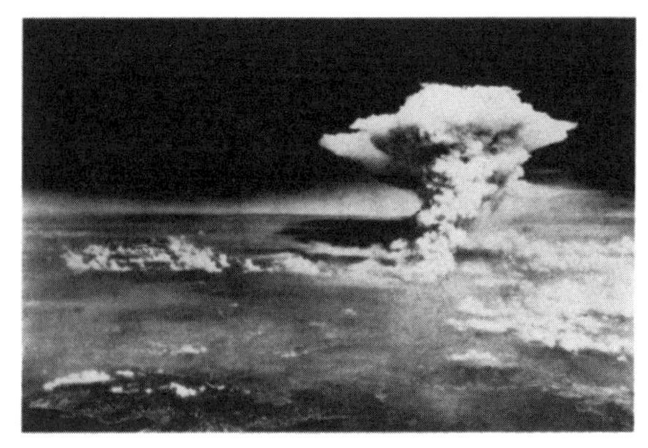

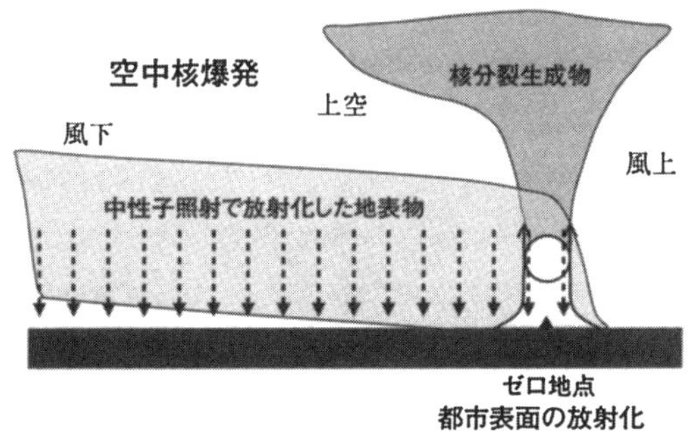

図 3-8　空中核爆発における核ハザードの空間分布

よりも実効範囲は大きくなる。ただし、初期核放射線は、建造物の熱線反射ガラスで、熱線のように反射されることはない。したがって建造物の陰で、初期核放射線の被曝を免れることはある。

空中核爆発のキノコ雲

初期に数百万度の高温・高圧にあった火球は、膨張しながら周囲の空気を瞬時に排除する。この高温気体は、膨張しながら冷却されて上空へ昇っていく。蒸発していた核分裂生成物、分裂しなかった核燃料、兵器材料は、冷却につれて凝結し、火球に取り込まれていた空気中の水蒸気も水滴となり、雲を形成する。これが核爆発の雲である。

一方、爆発中心の直下であるゼロ地点は爆発直後に真空となるが、この火球の上昇にあわせていったん排除された空気が流入し、そして猛烈な上昇気流が発生する。その中には、衝撃波で粉砕され蒸発した地上構造物や土砂やその微粒子などが巻き込まれる。ゼロ地点から天空に向かって粒子や微粒子からなる巨大な柱が形成される。空中核爆発では、この柱の中に、中性子で放射化し、蒸発や炎上した物質が含まれる。

高温の核の雲は成層圏の底部に到達すると、雲の一部は上昇をゆるめて、水平に広がりはじめる。こうして、放射性の粒子を含む雲と柱は、遠方から見ればキノコ状に見える。この核のキノコの笠は爆発後8～10分でできる。笠底面の高さは、8～16キロメートルである。

地表核爆発における核の雲

前に述べたように、火球が地表に接触する核爆発は地表核爆発と分類される。核兵器が、建造物内部で爆発する場合も地表核爆発である。この爆発の大半の現象は空中核爆発と同様である。違いは火球が接触し、地表ないし建造物をその内部に取り込む部分である。

火球と接触した岩石、土壌、鉄筋コンクリートなどは、高熱により気化し、火球の中へ混合してしまう。地表で1メガトンの核爆発があった場合には、2万トンくらいの物質が気化すると考えられる。さらに衝撃波で吹き飛ばされたり、粉砕された地表物質や構造物の大量の粒子が、上昇気流に吸い上げられる。しかも、その多量の粒子は、火球から発せられた中性子を捕獲し、放射化している。

したがって、地表核爆発の場合には、核のキノコ雲は、放射化した雑多な地表物質を含んでいる。その中には、火球が冷却する際にできる非常に小さな微粒子から、上昇気流で巻き上げられたかなり大きな破片まで、さまざまな大きさのものが含まれる。米国の実験によると地表核爆発でも核の雲の上昇速度は、空中核爆発とほぼ同じで、10キロメートルくらい上空にまで達する。

火球が地表に接触する場合には、その部分を蒸発させるとともに、衝撃波が吹き飛ばすために、ゼロ地点にクレータが形成される。1メガトンの核爆弾の場合、150メートル以上の高度での爆発ではクレータは形成されない。

地表核爆発の場合には、キノコ雲の核の柱の中に多量の核分裂生成物が地表物質と混合している。そのため、冷却過程で、空中爆発と比べ相対的に大きな核の灰を含む、多量の粒子が形成される。比較的大きな粒子から順に、風下の近傍から降下するので、危険な状況になる。

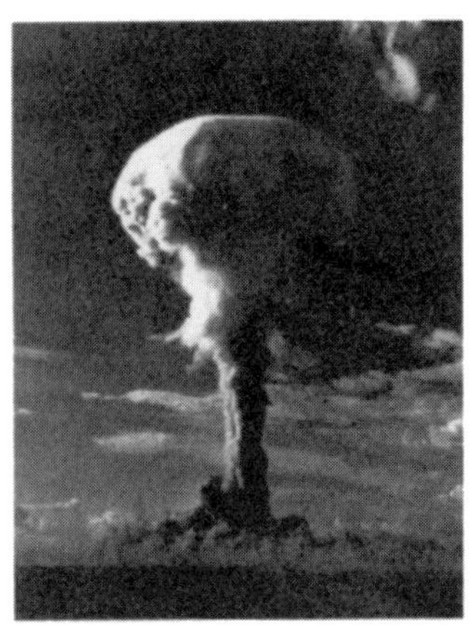

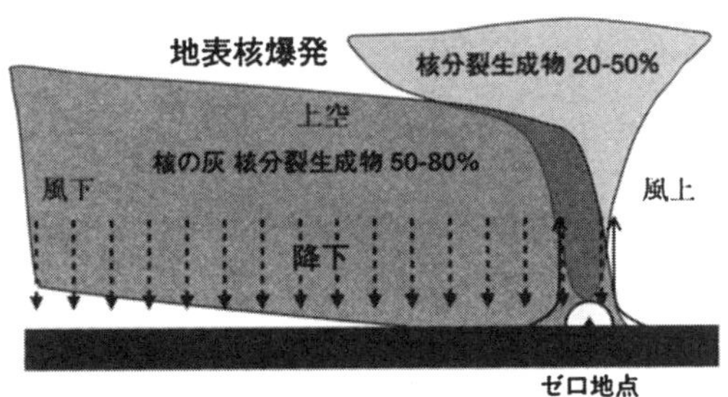

図 3-9　地表核爆発における核ハザードの空間分布

空中核爆発後の中性子による都市の放射化

核兵器の核分裂連鎖反応では、大量の中性子が雪崩的に発生する。一部の連鎖反応に関与しなかった中性子は、ウランやプルトニウムの塊の外へ飛び出す。それらは、兵器の材料、大気中の酸素・窒素、地表に存在する種々の物質に、最終的に吸収される。その中性子を吸収すると、非放射性物質の多くは、放射性物質になる。これを中性子による放射化という。生成した物質を、中性子誘導放射性物質という。したがって、これらの中性子誘導放射性物質は、残留核放射線の一部の線源となる。ただし、空中核爆発のゼロ地点を除いて、遠方では中性子が減衰するので、ほとんどの場合、その成分は重要にはならない。

地表核爆発の場合には、中性子誘導放射性物質の放射能に比べ、核分裂生成物の放射能が圧倒的に強いので、あまり問題視されない。一方、空中核爆発の場合には、ゼロ地点に核分裂生成物が降下しない。したがって、核爆発１分以後、ゼロ地点とその近傍では、この中性子誘導放射性物質が危険な放射線源となる。炎上したゼロ地点から上空へ舞い上がる中性子誘導放射性物質が風下に降下した事例が、広島の黒い雨である。

空気中の酸素や窒素の核に吸収されて生成される放射性核種は、残留放射線としては問題にならない。酸素は中性子を吸収して、放射性の窒素になるが、半減期が7秒と短く、2分以内にほぼ完全に消滅する。一方、窒素は中性子を吸収して、瞬時に高いエネルギーのガンマ線を放射する。このガンマ線のエネルギーは、核分裂生成物からのガンマ線の平均エネルギーと比べると、10倍以上高い。そのため、窒素の中性子誘導核種からのガンマ線成分は、放射線防護上、特に重要な要素となる。ただし、残留はしない。

鉄筋コンクリートとの反応による主な放射性核種は、半減期15時間のナトリウム24、半減期3時間のマンガン56、半減期3時間の珪素30、半減期3分のアルミニウム28である。これらの放射性物質は、しばらくゼロ地点に残留する。ただし、1週間もすれば、危険は消失する。

人体に誘導される放射性核種の主なものは、ナトリウム24である。この物質は、1999年の東海村臨界事故の際に、事故現場にいた作業員のほかに、近隣の公衆7人から検出されている。1945年8月6日に広島に降った、油っこい黒い雨に含まれていた放射性物質の主成分は、中性子誘導放射性物質である。その一成分は、数万人の犠牲者から生じた、人体起源のナトリウム24と考えられる。

核放射線の人体影響

人体が核放射線により照射されると、体内の細胞が瞬時に影響を受ける。核放射線は、別名で電離放射線と呼ばれるように、細胞が電離する。すなわち、細胞を構成する分子の化学結合が切断される。ただし、多くの場合には、その切断された結合は、短時間に再び元の形に修復される。これを再結合という。照射された分子の全てが、修復されるならば、人体への影響はないことになる。

切断された分子の結合が、正しく元の形に修復されないと、その細胞に影響を与えることになる。その細胞は、死ぬかもしれないし、傷つくかもしれない。あるいは、その後修復するかもしれない。もしくは、変異するかもしれない。

核放射線はデオキシリボ核酸（以後、DNAと呼ぶ）の結合を切断するが、多くの場合に、それは元通りに修復される。その修復の秘密は、DNAの二重らせん構造にある。2本の並行した鉄道のレールが枕木でしっかりと結びつけられたような構造を有し、そのレールが、らせんのようにねじれている。

今、核放射線が原因で、二重鎖の１本の１ヵ所が切断されたとする。すると、もう一方の健全な鎖の情報をもとに、切断された鎖の方が修復される。それは、2本の鎖が離れ、それぞれの鎖が鋳型となって行なわれるDNAの複製の機構による。こうした生物の高度な修復機能は、無機物質では見られない特徴である。

二本鎖切断は一本鎖切断と比べると、生じる確率はかなり低い。同一箇所で2本の鎖が、ほぼ同時に切断されることが稀だからである。高い線量率での被曝では、こうした切断が生じる確率は高い。すなわち、一本鎖が切断された直後に、それが修復される前に、同じ箇所で、もう一方の鎖が切断される現象が、高線量率ではありえるからである。また、アルファ線や中性子のように、細胞内に高い密度でエネルギーを与える粒子放射線も、この二重鎖切断を生じさせる。

ガンマ線、X線などの光子と電子線は、アルファ粒子や中性子に比べて、電離密度は高くない。したがって、光子と電子線の二重鎖切断の確率は低い。ただし、これらの核放射線の線量率や線量が高まれば、二重鎖切断の確率も高まる。

DNAが修復されない損傷を受けると、その後、その細胞は死を招く可能性が高まる。染色体のような細胞の重要構造に対するDNAの損傷は、急速に細胞分裂している組織では、被曝後、数時間ないし数日で、体細胞が死に至る。細胞分裂がゆっくりした組織では、その死は、数ヵ月あるいは数年間は生じないかもしれない。

DNAの修復機構のために、1回照射と分割照射で人体影響に差が生じるのである。9シーベルトは100パーセント致死の線量であるが、分割すれば生存できる。これは事故後のチェルノブイリ4号機の原子炉調査のため、内部に入った物理学者の事例である。

核放射線の透過力

電気を帯びていないガンマ線や中性子は物質との相互作用が弱い。そのため、体外から放射されたこれら放射線の多くは手のひらを突きぬけてしまう。だから、これらは体内深く、全身の細胞に作用を及ぼすことになる。これらの透過力の高い核放射線も、分厚いコンクリート壁や土壌でならば遮蔽することができる。核爆発災害時の防護としての、屋内退避施設は技術的に設計することが可能である。

一方、電気を帯びている粒子には、中性粒子のような透過力はない。体外から放射されたベータ粒子は、体表面に近い細胞にのみ影響する。厚さとしては数ミ

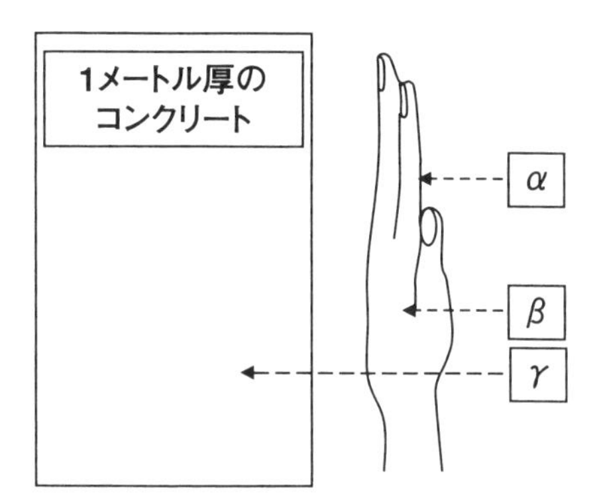

図 3-10　核放射線の透過力の比較

リメートルである。すなわち、皮膚への影響は大きい。核の灰による皮膚のベータ熱傷の原因は、これにある。

核の灰を、食糧や飲料水とともに、体内へ取り込めば、食道、消化管の表面がベータ熱傷を受けることになる。これらの急性症状が、ロンゲラップや第五福竜丸の被災者に発生したと考えられる。

ベータ粒子の空気中での最大到達距離は、10メートル程度である。したがって、核爆発からの初期核放射線の被曝として、ベータ粒子は無視できる。

アルファ粒子はさらに透過力がない。酸素原子や窒素原子との衝突や散乱により、空気中を5センチメートルくらいしか飛べない。危険な状態は、アルファ線を放射する核種が多量に、肺細胞に吸着するような場合である。言い換えれば、アルファ線のようにきわめて透過力の弱い放射線は、ある狭い領域の細胞群を集中的に被曝させる特徴がある。

放射線に弱い組織と強い組織

人体が核放射線による照射を受けた場合、その障害の発生の有無や、発生の仕方は多様である。放射線障害の発生は、線量の大きさ、どの組織の細胞が照射されたか、全身の被曝か局部なのかによって、発症する障害の種類や部位、発生の有無のほか、発症時期も異なる。

この放射線障害の分類表が、さまざまな臨床的経験を持つソ連で、最初1962年に作成された。その後、知見が蓄積されるにつれて、改良されてきた。モスクワの生物物理学研究所の放射線障害を専門とするA・K・グスコバ博士が報告した分類がわかりやすいので、ここで紹介する。

最初の大分類は、被曝後の比較的初期に発症する確定的影響か、それとも、後年発症する確率的な影響かである。どちらも、幅広い線量範囲で発症する。

確定的影響は、特定の臓器のなかで多数の細胞に損傷が生じた時に発生する。そのために、その臓器が正常な働きができなくなる。逆に、損傷した細胞の数が少ない場合には、そうはならない。結局この種の放射線障害は、ある線量以上の被曝がある時にのみ発症する。このある線量を、閾値(しきいち)線量と呼ぶ。

閾値以上に線量が高くなると、その症状の発生する頻度や重症度が高まる。放射線障害の発症は、他の病気と同様に、それ自身だけでは決まらない。その他の要因やその時の健康状態が臨床症状に影響を与える。

人体はさまざまな組織や臓器からなっているので、ひとつの閾値線量は最も高い放射線感受性を持つ組織に影響を与えることになる。骨髄のなかで最も未熟なリンパ細胞の死と、腸の皮膜組織の死は、最も低い線量で生じる（リンパの消耗、骨髄症候群および腸症候群）。逆に、成人の骨や軟骨、筋肉、神経組織は、放射線の耐性が高い。

急性放射線症状の発症、回復、そして最終結果の各段階には数ヵ月、数年を要するものもある。初期症状は明白でなくとも、これらの後年の発症は、障害の初期に発生したことと直接の因果関係を持っている。これらの発生頻度や重症度は、被曝線量の大きさや線量率による。

その他の後障害としては、白血病や固形がんがある。これらは初期の放射線障害との因果関係は明白ではない。初期の死に至らなかった細胞の放射線誘発の変性の結果は、ある潜伏期間を経て有害な新生物へと細胞を増殖する誘因となりうる。そのがん発生の確率は、線量に比例していると考えられている。少なくとも、ある線量値以上では、広島と長崎の生存者で確認されている。その線量は、0.2 シーベルトである。ただし、その値以下で、比例関係が成立しているかどうかは検証されてはいない。

発がんの原因は、その他、喫煙、食生活、ストレス、化学物質などいろいろある。低い線量の放射線被曝の人体影響が、これらの因子による発がんに隠れてしまうことは十分考えられる。たとえば、煙草 50 本の喫煙は、放射線の線量 1,000 分の 1 シーベルトに等しいリスクであると考えられている。

放射線被曝した親から生まれた子へ障害が遺伝するかどうかは、明確ではない。これは、胎児の放射線被曝とは異なる問題である。少なくとも、これまでの広島と長崎の被災者二世に対する疫学調査では、遺伝的影響は見つかっていない。

急性放射線障害における臨床症状と線量

第1章および第2章で見た被災者の急性放射線障害は、外部放射線による全身被曝と、核の灰の体表面付着や、体内への取り込みが原因した。ここでは、外部線量の大きさの違いによる、急性症状を整理する。この知識は、読者および身近な人が放射線事故や放射線災害に遭遇した場合に、有用である。この知識は、100年の歴史のある放射線防護学研究の、最重要な成果のひとつである。

全身に、平均で1シーベルト以上の放射線を被曝して急性に発症する臨床的な症候群を急性放射性症候群という。急性放射性症候群は、全線量に応じて、特定の組織への損傷の結果、顕在化する。1～10シーベルトの線量で全身を被曝すると、造血器官が特に損傷する。10～20シーベルトでは、腸の損傷が顕著になる。

ここで1シーベルトというのは放射線被曝の量である線量の大きさである。人体への被曝線量の大きさはシーベルト（Sv）という単位で表現している。これは体重1キログラムあたりに吸収した放射線のエネルギーを意味している。1グレイ（Gy）という吸収線量は、体重1キログラムあたり1ジュールのエネルギーを吸収した場合の線量である。ただし、種類の違う放射線が与える生物影響に差が生じるので、そうした効果を加味して、シーベルト単位を用いる。ガンマ線の場合には、1グレイは1シーベルトになる。

1シーベルトの線量値は、急性放射線障害が発症するほどに大きな値である。自然界に普通に存在する放射線によって被曝する1年間の線量は、およそ、その1,000分の1である。世界の平均値は1,000分の2.4シーベルトである。なお、1999年に発生した東海村臨界事故の際、半径350メートル以内の大多数の住民の被曝線量は、1,000分の1シーベルト以下であった。

8シーベルト以上の全身被曝を受けると100パーセント死亡する。1～2シーベルトでは死亡しない。多数の人たちが同じ線量を被曝して、ある期間内に半数の人数が死亡した場合の線量のことを、半致死線量という。たとえば、その期間を60日とすると、半致死線量は4シーベルトである。すなわち4シーベルトを被曝すると、60日以内に半数の人たちが死亡するということである。

大規模核災害の発生時には、被災者自身が自分の線量を知るチャンスはほとんどない。しかし、自分の症状から、あるいはそうした症状を示した人を観察することで、どのくらいの線量を被曝したかを、ある程度想像できる。こうした症状に対する線量的な理解は重要となる。

ガンマ線の全身被曝では、嘔吐が目安になる。1～2シーベルトの被曝では2時間以上後に嘔吐する。3シーベルト以上では1～2時間で、4シーベルト以上では1時間以内に、6シーベルト以上では30分以内に、8シーベルト以上では10分以内である。

同様に下痢は、4シーベルト以下の被曝では生じない。4～6シーベルトの被曝では、3～8時間に中度の下痢、6～8シーベルトでは、1～3時間で激しい下痢、8シーベルト以上では1時間以内に激しい下痢になる。ただし、ロンゲラップ環礁の島民は全身で1.8シーベルトであったが、下痢症状が報告されている。これは、汚染水や汚染食料、吸引による内部被曝が影響しているのではないかと考えられる。

意識は、6シーベルト以下の被曝では正常である。6～8シーベルトでは朦朧とし、8シーベルト以上では意識不明になる。15シーベルトを超えると、神経系の損傷の影響が顕著になり、50シーベルトを超えると、全身が痙攣する症状を示し、中枢神経死となる。

核の灰による放射線災害では、一瞬の被曝ではすまない。数分から数時間にわたって、被曝することになる。しかも、最初は自分が放射線被曝を受けていることに気がつかない。この場合、今説明した急性症状の時間的な部分は、ある程度の目安である。ただし、嘔吐、下痢、意識の有無は、被曝線量の大きさを判断する指標になることを覚えておきたい。

急性放射線障害を発症した生存者は、将来の発がんリスクが高まる。被災後2～10年に白血病の発症のリスク、5～10年以後に、その他の固形がんの発症リスクがある。これらのリスクは、確率的なものであって、そうした病気が必ず発症するというわけではない。高い線量で被曝した人の発症する確率が高いという意味である。それと、4～6シーベルト以下の被曝でも、生存に成功した人たちは、健康を回復する可能性はある。

核の灰とベータ熱傷

皮膚は急性放射線障害を顕著に受ける組織である。核放射線の皮膚への高い線量の照射は、紅斑、水疱、潰瘍、壊死を生じる。皮膚は、最表面が表皮で、深部へ向かって、真皮、皮下組織の順に層状になっている。表皮の最下層の基底細胞層は、細胞分裂が盛んな放射線感受性の高い部分である。その平均の厚みは100ミクロン（10分の1ミリメートル）である。基底細胞の被曝は、皮膚紅斑や角質化した皮膚が剥がれ落ちる原因となる。

真皮内にある毛根部分は、細胞分裂が盛んで、髪の毛の伸長のもとである。放射線感受性の高い毛の被曝は、脱毛の原因になる。

地表核爆発後の核分裂生成物を含む核の灰の降下による放射線災害と、空中核爆発の火球からの初期核放射線被曝とでは、皮膚への影響が大きく異なる。皮膚への影響を身体内部と比べると、残留核放射線被曝の方が、初期核放射線被曝よりも大きいのである。それには、ひとつには核の灰からの残留核放射線被曝がよりエネルギーの低いガンマ線を放射することと、そして、高いエネルギーのベータ線の被曝を受けることによる。これらが、皮膚を集中的に照射することになる。すなわち、皮膚線量が、身体内部の線量よりも数倍高くなるのである。しかも、核分裂生成物が皮膚に付着していると、局部的な被曝になる。

核の灰による皮膚障害の発生については、第2章で検証した1954年3月1日にあったビキニ被災の米国の報告が参考になる。地表核爆発の4時間後に、核の灰が190キロメートル離れたロンゲラップ環礁に達し、雪のように降り積もった。64人の島民は51時間後に、米軍により救出された。もし、それがなければ、全員が死亡するほど危険な状態だった。救出までに、皮膚炎、嘔吐、下痢などの急性障害が発生している。

推定された平均全身線量は、1.8シーベルトである。前項の説明から、嘔吐は理解できるが、下痢の発生は理解できない。おそらく、放射性核種で汚染した食品や水の摂取が原因しているのではないか。これにより、消化管の内側表面が直接被曝したと考えられる。

被曝開始後24～48時間に、多くの人たちが、皮膚が痒くなり、火傷を感じている。一部の人たちは、眼が痛くなっている。これらの兆候は、1～2日で治まった。その後、皮膚は正常になった。しかし、2週間後に脱毛を含む、新たな皮膚障害が始まった。特に、首の周辺と腋の下の皮膚障害が最も痛みがあった。また20パーセントの島民に潰瘍ができた。首の皮膚障害は、30日後には70パーセントの島民に生じたのである。脱毛は、20日後には50パーセント以上に起こった。

こうした深刻な皮膚障害も、多数の被災者は6ヵ月後には回復したのである。頭髪は、色および硬さ、太さも元通りに再発毛した。ただし、一部の重症の人びとに、皮膚の障害の痕が残った。皮膚がんなど、悪性な障害はその後発生してはいない。

ロンゲラップ島民は、核の灰により、皮膚の障害を発症した。それは皮膚に付着した放射性核種からのガンマ線による被曝に加え、ベータ線による局部的な高線量の被曝であった。都市を標的とした地表核攻撃という事態となれば、同様な皮膚障害が発生するおそれはある。

胎児に影響がある場合

妊娠中の女性が放射線被曝した場合は、胎児への影響の有無を予測する必要がある。全ての場合に、胎児に影響があるわけではない。すなわち、全身か身体の一部か、外部被曝か内部被曝か、線量の大小、胎児の週齢によって、影響の有無と障害の重さが決まるからである。特に、腹部の線量の大きさと、胎児の週齢が影響に大きく作用する。

胎児は、絶えず細胞分裂を繰り返しているので、母親よりも放射線感受性が高い。特に、受精後8週間までが、比較的低線量でも影響を受ける。

受精卵が子宮壁に着床するまでの8日間に放射線被曝をした場合には、流産の可能性がある。この流産は確定的影響である。その閾値線量は10分の1シーベルトである。これ以下では流産にはならない。しかも、放射線被曝を受けても流産しなかったものは、正常な成長を続け、被曝の影響は残らないと考えられている。

受精後9日から8週までの間は、細胞の分化が進み、器官や組織のもととなる細胞が造られる器官形成期である。第3週には中枢神経系と心臓が発達しはじめる。しかし、3週以内の胚の被曝は、出生児にまったく影響を与えないようである。

受胎後第4週以降の被曝では、被曝時に発達しつつあった臓器に奇形が生ずることがある。これは確定的影響で、閾値線量はおよそ10分の1シーベルトである。これは動物実験から推定された。

受胎後8～25週の期間では、中枢神経系が放射線に対したいへん感受性が高くなる。10分の1シーベルト以上の線量で、出生児の知能指数が低下する。また10分の1を超えた線量で、重度精神遅滞の子どもが生まれる頻度が、線量とともに増加する。16～25週では、これらの影響は少なくなる。

受胎後3週以降の放射線被曝は、出生児に発がんのリスクを高める。この確率は成人の数倍高いと考えられている。最近の胎児被曝の研究では、がん発生の絶対リスクが推定されている。それによると、10分の1シーベルトの線量で、胎内被曝して出生した0～15歳の小児のがん発生は、10万人あたり600人である。この種のリスクは線量に比例すると考えられるので、線量が10分の2シーベルトなら、10万人あたり1,200人になる。

放射線事故や核災害では、妊婦の線量について、難しい判断をせざるを得ないかもしれない。その時の判断基準は、胎児の線量が10分の1シーベルト以上かどうかである。

問題は、その線量値をどうして知るかである。最初の判断材料は、妊婦が被曝して、嘔吐したかどうかである。直後に嘔吐し、それが放射線による急性症状ならば、母体が1シーベルト以上の線量を被曝したと考えられる。そうなると、胎児に重大な影響があると考えられる。一方、そうした高い線量を想像する症状がない場合、勝手な判断をせず、専門家の判断に従う方が、合理的である。

生殖腺に影響がある場合

生殖腺が放射線被曝を受けると、受胎能力を低下させるおそれがある。不妊症になった場合には、遺伝的な障害の問題はなくなる。しかし、不妊症にならない程度の低い線量の場合には、将来生まれる子どもに障害は発生するのか、しないのか。この生殖腺の被曝は、核爆発災害の被災者が出産を計画する際に、特に心配の種となる。これに対する、科学的知見を整理する。

男性の生殖腺は精巣（睾丸）である。これは約90日かけて、精原細胞、精母細胞、精子細胞、精子と分化・成熟する。この中で、精原細胞が最も放射線感受性が高く、0.15シーベルト以上の被曝により、細胞死を生じる。これにより、一過性の不妊症になるが、回復する。

3.5シーベルト以上の被曝では、精原細胞がほとんど死に、永久不妊になる。すなわち、嘔吐や下痢を生ずるほどの急性放射線障害となれば、永久不妊になる可能性が高いことになる。病院での放射線検査では、このような高い線量を用いないので、永久不妊の心配は無用である。通常の診断では、100分の1シーベルト以下である。

女性の生殖腺は卵巣である。卵原細胞、卵母細胞、卵子と分化・成熟する。卵巣の場合、胎児期にすでに、卵母細胞までの分化が進んでいて、その段階で停止している。すなわち、将来の卵子は、すでに準備された形で、女性は誕生するのである。ここが男性の精子との大きな違いである。

思春期になると、卵母細胞の分化が再開始し、月経ごとに排卵される。それ以前の卵母細胞の放射線感受性は低いのであるが、思春期を過ぎると放射線感受性は非常に高まる。0.65から1.5シーベルトの線量では、一過性の不妊症になるが、回復する。しかし、2.5シーベルト以上の線量では、卵母細胞が死滅し、永久不妊になる。

ビキニ被災について、生殖腺被曝を検証してみよう。ロンゲラップの被災者64人の外部線量は、1.8シーベルトと評価されている。すなわち、一過性の不妊状態になったと考えられる。これについての報告書の存在を筆者は知らない。ただし、第2章の米国の医学報告にあるように、被災後4年間に限って、流産と死産の頻度が高かった。さらに、村長の証言では、複数の奇形の子が生まれている。1.8シーベルトの外部線量は、その後の4年間の妊娠に影響を与えた。

ビキニ被災後に、子が誕生しているのは事実である。永久不妊の線量は、男性が3.5シーベルト以上、女性が2.5シーベルト以上である。ロンゲラップの被災者の線量評価1.8シーベルトと二世の誕生とに、矛盾はない。不妊は一過性であった。

一過性の不妊症になり、回復した場合の遺伝的影響はどうなるのだろうか。生殖細胞に突然変異が生じながらも、本来の生殖能力が保存されるようなことになれば、将来生まれる子どもに遺伝的影響が発現するかもしれない。この遺伝的影響は、ショウジョウバエにX線を照射する実験で確認された。

1945年の核放射線により被曝した広島と長崎の生存者の遺伝的影響が長年調査されてきた。1965年に広島と長崎の小学生から高校生まで20万人の身体発育実態調査をもとに分析した結果、親の世代の被曝群と被曝のない群とで、発育の有意な差異は認められなかった。すなわち核放射線に被曝した親から生まれた子の身体発育に、影響が及んではいなかったのである。

その他、「被爆者二世」の奇形に関する40年以上にわたる追跡調査から、広島と長崎の核放射線被曝で、積極的な遺伝的影響の証拠は見つかってはいない。

染色体異常の発生率の調査が、1967年に開始され、1985年に終了している。その被曝群は、ゼロ地点から半径2キロメートル以内で被曝した両親から生まれた子どもたちである。その対照群としては、被曝の影響が無視できると考えられる親から生まれた子どもたちである。調査人数は、それぞれの群とも、約8,000人。この広島と長崎の生存者二世に対する染色体調査は、遺伝的障害の増加を証明しなかったのである。この理由のひとつとして、この遺伝的障害が二世以後に発生しないような淘汰のメカニズムがある可能性が指摘されている。

ビキニ被災に関して、広島・長崎と同様な医学調査結果が公開されれば、この科学的な疑問について、さらに理解度が高まるはずである。

白血病、甲状腺がん、その他の固形がん

核放射線による人体影響として、後年発症する障害のなかで重要なものに悪性腫瘍がある。空中核爆発からの初期放射線に被曝した広島と長崎の生存者のなかで、顕著に増加したがんがある。それは、白血病、甲状腺がん、乳がん、肺がん、胃がん、結腸がん、卵巣がん、多発性骨髄腫である。その他の種類は、増加が顕著でないものや、増加していないものである。なお、発がん増加は、線量が0.2シーベルト以上の生存者について確認されているが、その線量以下では、顕著な増加は見られない。

広島・長崎の生存者のがん発症までの潜伏期間はさまざまである。白血病は、2～3年の最短潜伏期の後に発症した。発症率は6～7年後に最大となり、その後減少に転じた。線量の高い人ほど、早く発病する傾向にある。また、被災時の年齢が若い人ほど、白血病のリスクは高い。1990年の放射線影響研究所の報告によれば、広島・長崎の2.5キロメートル圏内生存者5万人の調査対象者に対し、白血病発生率は0.18パーセントである。

ビキニ被災では、ロンゲラップ島民64人のうち、1人が白血病になった。彼らの平均線量は、約1.8シーベルトである。64人のうちで1人が白血病とは、高いリスクである。白血病発生率は1.6パーセントである。

広島・長崎に比べて、ロンゲラップの発生率が高いのは、被災生存者の全身線量の値の差によるものであろう。すなわち、平均線量は、ロンゲラップ島民の方が高い。後障害の発生率は、線量の増加とともに高まる。一方、広島の500メートル圏内の近距離生存者78人の白血病発生率は2.6パーセントである。広島・長崎とロンゲラップの被災者の白血病発生率は、概して全身線量に比例していることがわかる。

広島と長崎の生存者で甲状腺がんは、被災10年後より増加し、25年後まで発生増加が見られた。外部被曝の場合、他の固形がんに比べて、甲状腺が有意に高いことはなかった。しかし、放射性物質の降下による災害だったロンゲラップの場合、この甲状腺がん発生は顕著である。甲状腺への放射性ヨウ素の取り込みによる、選択的な被曝が、大きな原因となっている。甲状腺線量の最大は小児で、

200グレイである。その結果、ロンゲラップの被災者の甲状腺がん発生率は、7.5パーセントとかなり高い。ただし、外科治療が奏効したため、死亡事例はない。

放射性ヨウ素の体内への取り込みには、吸い込みと汚染食品の摂取とがある。体内に取り込まれた放射性ヨウ素が甲状腺組織に蓄積され、その細胞が集中的にベータ線で被曝する。

1986年4月26日のチェルノブイリ事故では、線量は低いが、ビキニ被災に類似の放射線災害が発生した。原子炉の暴走によって燃料の溶解と冷却剤との化学反応が起き、また水蒸気爆発により発電所の屋上が吹き飛んだ。この結果、多量の放射性物質が環境へ漏洩した。チェルノブイリ事故は核爆発災害ではなかった。

放射性ヨウ素で汚染した牛乳の流通と消費により、被曝地域が拡大し、住民の甲状腺が高い線量を受けた。最大値50グレイ、平均で1グレイである。特に小児甲状腺がんの増加が著しく、被災10年後に発生率が最大になった。世界保健機関（WHO）の2002年の報告では、この放射線災害でおよそ4,000人が甲状腺がんとなった。しかし、手術成功率はきわめて高く、死亡数は15人である。

これまでの核災害を比較してみて、発がんに差があることがわかる。初期核放射線や核の灰により高い外部線量を受けた生存者は、白血病発生や固形がんのリスクが高まる。一方、核の灰の降下で放射線災害に巻き込まれた地域では、甲状腺がん発生リスクが顕著に高まる。

内部被曝も線量理解が大切

体外からの照射と同様に、体内に取り込まれた核種による照射においても、線量の理解が重要である。少しであっても体内からの被曝の方がより危険であるとの認識は誤りである。こうした内部被曝に対する誤った認識が、なぜか広まっている。

日本では、内部被曝事例として、第五福竜丸の被災船員の死亡の記憶が強烈である。ただし、第2章で検証したように、死因は肝機能障害である。被災船員の多数は、治療の輸血時に肝炎ウイルスに感染したと考えられている。入院中に黄疸となり、その後も肝機能障害を持った。こうした障害は、現地のマーシャルの被災者たちには発生していない。

第五福竜丸船員の肝機能障害は、体内に取り込まれた放射性核種が原因ではないと断言できる。肝臓に障害を与えるほどの線量はなかったからである。第五

表3-3　主な放射性核種の人体影響

核種	物理半減期	実効半減期	蓄積される臓器	1シーベルトの線量となる摂取量100万ベクレル	主な障害
セシウム137	30年	100日	筋肉、全身	77	白血病
ストロンチウム90	29年	15年	骨格、歯	36	多発性骨髄腫、白血病
ヨウ素131	8日	8日	甲状腺	45	甲状腺がん、甲状腺機能低下症
プルトニウム239	24000年	100年（骨格）40年（肝臓）	骨格、肺、肝臓	4	多発性骨髄腫、肝臓がん白血病、肺がん

福竜丸の船員たちの顕著な内部被曝は、マーシャルの被災者と同様に、放射性ヨウ素による甲状腺にあると考えるのが合理的である。ただし、被災した船員たちに、急性の甲状腺機能障害はなく、甲状腺がんも発生していない。

筆者は、チェルノブイリ事故影響調査で、周辺の最も高い汚染のある地域を訪問し、彼らと同じ食品を食べたことがある。1997年7月にロシア最大の汚染地ザボリエ村では、キノコを食べた。食品汚染では、地表に生えるキノコが最大である。これにより4,000ベクレルの放射性セシウムが体内に取り込まれた。この全身測定は、筆者自身の携帯測定器で実施した。継続する測定で、最初の数日で半減した後、およそ100日で半減することを確認した。2年後には測定できないほど少量になり、体内から消え去った。

この時の内部被曝線量は、10万分の4シーベルトと評価している。もちろん、筆者に急性放射線障害はなかった。一方、村民の体内には10万ベクレルの放射性セシウムが入っていた。彼らの内部被曝線量は年間、およそ1,000分の3シーベルトと推定した。ただし彼らは、事故後も継続して、同じ村で元気に生活している。

体内に取り込まれた物質は、代謝により体外へ出てしまう。この代謝による半減期を、物理半減期と区別して、生物半減期という。セシウムの生物半減期は、成人男子で、およそ100日である。物理半減期の30年に比べて短い。体内の放射性核種の減衰は、物理および生物的な減衰の両方で生じる。その全体としての半減期を実効半減期という。

多少の放射性物質の体内への取り込みに対し、神経質になる必要はない。内部被曝についても、線量理解が重要である。セシウムが、全身の筋肉組織に分布するのに対し、放射性ヨウ素は、甲状腺に選択的に蓄積する傾向にある。つまり、放射性セシウムは全身線量となるが、放射性ヨウ素は、甲状腺の線量となる。ビキニ被災となったロンゲラップの小児の甲状腺線量は最大で200グレイとなり、甲状腺疾患を生じた。すなわち、高線量の被曝を回避することが大事である。

ビキニ被災における放射線災害の科学を理解すれば、健康被害はかなり低減できる。これを理解し、防護対策をとれば、チェルノブイリ事故後に多数の甲状腺がんの発生を防止できたはずである。汚染物質の取り込みによる内部被曝は、屋内退避、マスクの着用、汚染水や汚染食糧の不摂取、汚染食品の一時的な流通の停止などで回避可能である。

全身被曝における線量6段階区分とリスク

放射線障害が発生するかもしれない事態になったとしたら、線量の理解が大切であることは、すでにわかってくださったと思う。ただし、さまざまな線量の値がこれまでに説明され、若干混乱したかもしれない。緊急時に、即座に判断できる線量概念が有用である。そのため筆者は、2002年に線量6段階区分を提唱した。

被曝線量の基準を1シーベルトすると、事故的な被曝や核兵器テロなどの災害被曝のリスクが理解しやすい。それは、この1シーベルト以上で放射線を全身被曝すると、急性放射線障害が発生するからである。

私たちは、シーベルトという言葉を用いて生活してはいないので、あまり細かく数字をだされても判断しにくい。そこで、放射線障害の発生する区切り（閾値）で分類した。最も危険なAから、核災害の影響が無視できるFの6段階の線量レベルが提案されている。

この区切りの線量値は、これまで多くの科学者が関わった、さまざまな放射線事故や災害での放射線障害に関する研究成果から見出されてきた。区切りの線量としては、上から、4、1、10分の1、100分の1、1,000分の1、10万分の1シーベルトである。これらの区切りとなる線量の値は、本書ですでにいくつかは登場している。

これらの上位3種の区切りは、致死、急性放射線障害、胎児影響に関して特徴的な線量値となっている。特に、人体には危険な範囲の線量である。一方、下位の3種の低い線量値は、人体にとって安全な範囲の線量値である。低線量で顕著

表 3-4　線量６段階区分と人体影響のリスク

線量レベル	リスク	線量（シーベルト）
A	致死	4 以上
B	急性放射線障害 後障害	1 － 3
C	胎児影響 後障害	0. 1－0. 9
D	やや安全 医療検診	0. 002－0. 01
E	安全	10万分の２ －1000分の１
F	顕著な残留核汚染がない	10万分の１以下

レベルＣとレベルＤとの間には線量間隙が存在する。人体影響の安全性の科学理解では難しい領域である。この範囲（0. 01－0. 1シーベルト）をＤ$^{+}$とする。
医療対応は、グスコバ博士の報告を参考とした。
Ａ：専門病院での処置が必要
Ｂ：一般病院での観察、必要に応じて専門病院での処置
Ｃ：妊婦の場合は専門病院と相談。その他の人は医療対応不要
Ｄ－Ｆ：医療対応不要

な影響が存在しないため、科学的理解が難しい範囲である。国際放射線防護委員会勧告および国内法令の線量限度は、概してこの下方の線量域にある。

レベルＣとレベルＤとの間には、線量ギャップが存在している。その範囲は 0.01 ～ 0.1 シーベルトである。危険とも安全とも言い切りにくい線量範囲である。1990 年の国際放射線防護委員会勧告では、放射線を業務とする人たちに対し、年間線量限度として 0.05 シーベルトとし、5 年間の平均としては 0.02 シーベルトとしている。この線量限度は、日本の法令としても採用されている。一方、一般人の年間線量限度として、1,000 分の 1 シーベルトが勧告されている。

危険な線量範囲のレベル A ～ C

4 シーベルトの線量は、被曝者のうち半数の人が 60 日以内に死亡する線量で、半致死線量と呼ばれる値である。そこで、4 シーベルト以上の被曝を最も危険なレベル A とする。そのリスクを表現すれば致死である。ただし、分割した被曝では人体への影響が軽減される。ある科学者が、数年間にわたり、何度も事故を起こしたチェルノブイリの原子炉建屋に入り調査を続けた。彼は、総線量として、レベル A の被曝（半致死線量の 2 倍以上）をした。しかし、その後も元気にしている。

次は1シーベルト。短時間に、この線量以上の全身被曝をすると、急性放射線障害が生じる。この障害を受けた人たちには、同時に、その後悪性腫瘍が発生するリスクが高まる。そこで、1～3シーベルトの被曝を2番目に危険なレベルBとする。

10分の1シーベルト以上の被曝では、胎児に重大な影響を与える可能性がある。広島と長崎の生存者の長年の調査から、10分の2シーベルト以上の被曝で、がん発生の増加が認められている。これらから、10分の1から10分の9シーベルトの被曝を、3番目に危険なレベルCとする。

日本の法律では、放射線を扱う職業人でも、このレベルCの被曝は普通業務ではありえない。あったとしたら、事故被曝である。ただし、現在建設中の国際宇宙ステーションに、半年以上滞在すると、レベルCの被曝をする。大気圏外での滞在は、被曝という困難な問題を抱えている。一度に瞬間的な線量を受けることと、分割被曝することでは、人体影響に差が生じる。瞬間的被曝が危険なのである。

たとえば、真夏の太陽光の下、海辺で数時間、背中を焼いたら熱傷になる。同じ太陽光線の量を、100日かけて少しずつ日光浴しても、熱傷にならないことを考えてみればわかるだろう。国際宇宙ステーションでの被曝線量も、こうした理由で、人体影響は瞬時被曝よりも少ない可能性はある。

安全な線量範囲のレベルD～F

4番目以下の線量範囲を区切ることは、今のところ困難な面がある。その最大の理由は、線量が低いため、顕著な放射線障害が確認されていないことにある。放射線防護上、がん発生などの確率的影響、すなわち線量と障害との間の因果関係が、10分の2シーベルト以下の低線量に対しても、高い線量と同様に比例関係が成り立つと仮定して、推定しているにすぎない。一方、広島と長崎の原爆生存者では、10分の2シーベルト以上で、その比例関係が確認されている。

国際放射線防護委員会は、放射線業務従事者や公衆の安全を考えて、防護上の基準を勧告している。その防護上の被曝限度の線量値は、この4番目の領域の低線量である。1990年の勧告で、放射線業務従事者の年間線量限度として、20分の1シーベルトを勧告した。ただし、5年間の平均線量としては、50分の1シーベルトにしている。これが職業被曝に関するものである。一方、放射線の取り扱いを職業としない一般人に対し、年間線量限度1,000分の1シーベルトを勧告した。

1,000分の1シーベルトの全身被曝のリスクは、10万人の公衆がこの被曝を受けた場合、そのうち5人が将来致死がんを発症する確率になる。このリスクを他の種類のリスクと比べてみよう。タバコ50本の喫煙による将来の致死がんの発症や、自動車で5,000キロメートル走行して交通事故で死亡する確率と、この線量のリスクが等しいと考えられている。毎日20本のタバコの喫煙を30年間続けると、22万本の喫煙となり、放射線換算で4.3シーベルトの半致死線量に相当する。

医療診断でも、放射線が盛んに利用されている。病巣を的確に発見できる。平均寿命が世界一長いのは、日本人の健康的な食生活のほか、先進医療も一因だと思われる。この診断放射線の線量は、概して100分の1シーベルト以下である。

これらの国際放射線防護委員会の勧告値や医療検診の線量値を勘案して、やや安全な線量の目安として、100分の1シーベルトを被曝レベルの区分の値とする。そこで、4番目の被曝レベルとして、100分の1シーベルト以下をレベルDとする。このレベルは、レベルC以上と違い、安全な被曝の目安という意味がある。

レベルDよりもさらに安全なレベルとして、1,000分の1シーベルト以下をレベルEとする。この線量値は、自然放射線による1年間の外部被曝線量とほぼ同じである。また国際放射線防護委員会が1990年に勧告した、公衆の年間被曝限度である。

これで十分安全な線量レベルと思われるが、もうひとつレベルを設けた。レベルFとして、10万分の1シーベルト以下とする。これは、その災害地で、顕著な核汚染がなくなり清浄化した状態を指している。すなわち、核災害影響が無視できるような状態である。この例は、今の広島や長崎である。国際原子力機関（IAEA）などは、放射性物質と非放射性物質とを区別する線量値として、年間10万分の1シーベルトという値を算出している。この値は、私たちが日常生活において自然界から受けている放射線量の年間1,000分の2.4シーベルト（世界平均）に比べ十分小さい線量であり、人の健康への影響が問題となるとは考えられない。

レベルCとレベルDの間は職業被曝レベル

この6段階区分表では、区分されない空白の被曝線量域が存在する。その線量範囲は、100分の1から10分の1シーベルトの間である。これは、安全だとも、危険だとも言い切れない線量範囲である。この線量は、概して職業被曝の範囲にある。全ての職業には、それにより受ける利益があり、一方、それにより失うかもしれないものがある。たとえば、プラス面では収入による経済効果、生きがい。これによる波及効果は、本人を含む家族の幸せ、健康的な暮らし。マイナス面では、たとえば、仕事中の事故、けが、過労による病気がある。これらの均衡をはかりながら、仕事をしている。

この安全だとも、危険だとも言い切れない線量範囲 0.01 〜 0.1 シーベルトをレベルづけするならば、一応レベル D^{+}と呼ぶことができるだろう。ただし、この範囲のリスクは、社会のその他の職業人のリスクと同程度であると考えられている。わが国の防災計画では、防災従事者の線量限度を 0.1 シーベルトとしている。

防災の対象者には、妊娠可能な女性のほか、成人に比べて、放射線影響を受けやすい子ども、幼児、乳児、胎児が含まれる。これらの人たちに対して、D^{+}レベルは微妙な線量範囲である。国内の放射線障害防止関連法令では、妊娠可能な女子の放射線業務従事者は、3ヵ月で 1,000 分の 5 シーベルトの線量を限度と定め、D^{+}レベルの被曝を受けないように配慮している。この考え方は、防災・防衛の隊員についても、性差を配慮する基本になる。

核爆発災害における線量レベルの空間的な範囲

放射線災害の状況理解には、まず線量レベルの空間的な範囲を知らなければならない。ブラボー実験などの歴史的事例がそれを教えている。核爆発事態を想定した、おおよその数値的な予測は、その防護を検討するうえで、有用である。ここでは、線量 6 段階区分のうち、危険な線量範囲である A 〜 C の 3 区分の空間的な広がりを、いくつかの場合を想定して示す（表 3-5）。以下は、米国の実験データをもとにした推定である。

最初は、空中爆発災害である。爆発威力として、1、20、100、1,000、1 万キロトンとする。後の 2 つは、1 メガトンおよび 10 メガトンと普通は呼ばれる、大型核爆弾である。本書では、米国報告にしたがって、これらの核分裂によるエネルギーを、全エネルギーの半分と考えている。爆発後 1 分以内に生じる初期核放射線は水平方向には、ゼロ地点を中心として、同心円的になる。すなわち、線量の等高線を地図上に描けば、ゼロ地点を中心とした円となる。核放射線は、爆発点からの距離の 2 乗に反比例して減衰するほかに、空気に吸収されて減衰する。

爆発威力が 1 キロトンから 10 メガトンへ増加すれば、致死のリスクとなる線量レベル A の範囲の円の半径は、0.9 から 3.7 キロメートルとなる。威力が 1 万倍に増加する割には、致死の線量範囲は、半径では、およそ 4 倍にしか増加しない。

表 3-5　種々の威力の空中核爆発に対する初期核放射線の線量レベルの範囲

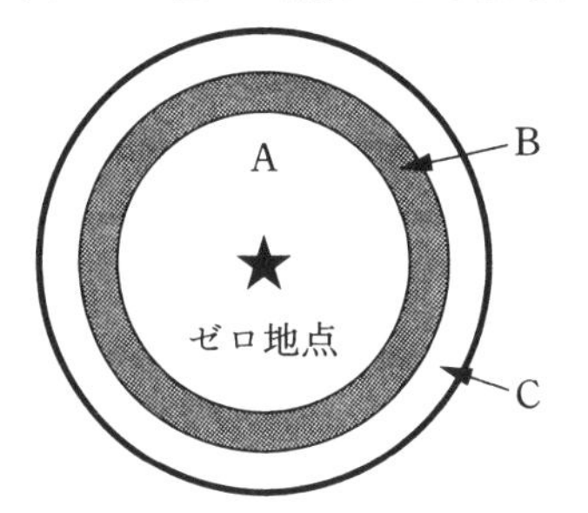

線量レベル	爆発威力（キロトン）				
	1	20	100	1000	10000
	ゼロ地点からのおよその距離（キロメートル）				
A	0.9以内	1.5以内	1.9以内	2.5以内	3.7以内
B	1.0−1.2	1.6−1.9	2.0−2.2	2.6−2.8	3.8−4.1
C	1.3−1.6	2.0−2.2	2.3−2.7	2.9−3.5	4.2−5.0

面積の増加で、およそ16倍である。

10メガトンの空中爆発を東京に想定すれば、JR中央線の中野駅と東京駅とを結ぶ直線を直径とした円内が、線量レベルAの範囲となる。すなわち、首都の中心部全てが線量レベルAとなる。ただし、衝撃波と熱線による半致死範囲の方が、初期核放射線の範囲よりも大きいと予想されている。

放射線被害は、すでに読者が気づいているように、地表核爆発の方が、被害範囲は大きい。発生する核の灰が上空の気流で風下に輸送されながら、降下するからである。気流方向と直交する方向には、熱拡散を起こす。線量等高線は、およそ楕円形になる。楕円の大きさは、長軸と短軸の長さで表現する。

核兵器1キロトンの地表核爆発を想定した線量予測については、拙著『東京に核兵器テロ！』で詳細を記述した。屋外にいて、1時間で危険区域を脱出する場合を想定して、レベルA、B、Cの長軸の長さは、2、6、12キロメートルと予測した。同じ威力の空中核爆発に比べて、線量の空間範囲が大きいことがわかる。

次に、米国のブラボー実験から、大型核兵器を想定した線量範囲を予測する。すなわち、15メガトンの地表核爆発の線量レベルA、B、Cの空間範囲を、線量等高線を楕円として予測した（表3-6）。核の灰は、偏西風で輸送され降下する。以下は、特別な放射線防護なしに、4日間で避難することを想定した線量予測である。致死リスクのあるレベルAの楕円の長軸は330キロメートル、短軸は70

表 3-6　15 メガトン地表核爆発後の残留核放射線の線量レベルの範囲（4 日間の積算線量　実効風速およそ毎時 30 キロメートル）

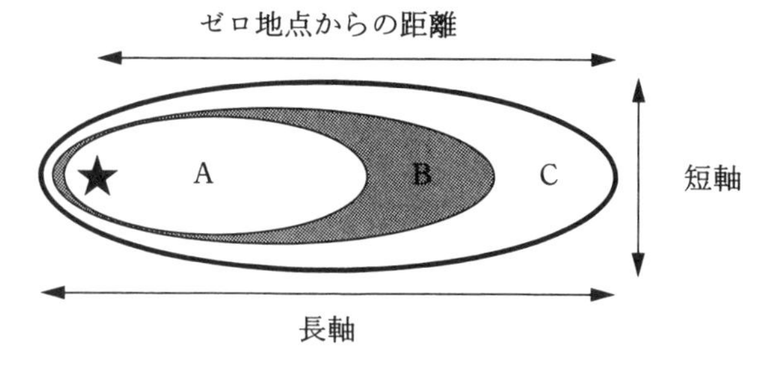

線量レベル	線量範囲（キロメートル）		
	A	B	C
ゼロ地点からの距離	340以内	350－480	490－680
長軸	330	460	650
短軸	70	100	150

参考：東京・水戸間の距離は100キロメートル
東京・仙台間の距離は300キロメートル
大阪・東京間の距離は420キロメートル

キロメートルとなる。レベル C の長軸の長さは 650 キロメートルにも及ぶ。大阪・東京間の距離がおよそ 400 キロメートルなので、甚大なる放射線災害になることは明白である。チェルノブイリ原子力発電所が史上最大の事故といわれているが、3 キロメートルの距離にあったプリピアッチ市は、線量レベル C であった。読者には、大型核兵器の地表核爆発の脅威のほどが理解されたであろう。15 メガトンの地表核爆発では、チェルノブイリ事故の 1,000 万倍の放射能のある核の灰が放出され、その 50 ～ 80 パーセントが、地表に降下してくるのである。

核放射線の遮蔽

核放射線を発する源を線源という。したがって、核爆発で生じる火球は線源である。この線源と地表にいる人体との間には空気が存在する。先の空中核爆発での初期核放射線の被曝線量では、この空気での吸収による減衰は考慮されている。長距離では、大気による遮蔽も作用しているといえる。しかし、比較的近距離では、屋内退避による核放射線の遮蔽が生存のために重要となる。

初めに、材料による遮蔽の違いを知る。遮蔽効果は、材料の密度が高いほど大きい。したがって身の回りの材料でみると、材木、水、土、コンクリート、鉄、

表3-7　各種材料のガンマ線の遮蔽効果

材料	ガンマ線実効10分の1線量遮蔽厚（センチメートル） 核分裂生成物	放射化窒素
鉄	8	11
コンクリート	28	40
土	40	60
水	60	98
材木	95	158

鉛の順に、遮蔽効果は高くなる。また、同じ材料でも、厚みがあるほど、遮蔽効果は高まる。実際には、密度と厚みの積が大きいほど遮蔽効果は高い。

初期核放射線の遮蔽では、核分裂生成物からのガンマ線と、空気中の窒素原子が中性子を吸収して放射化した核が発するガンマ線に対して考える必要がある。これらに対し、線量が10分の1になる実効的な厚みを考えると便利である。この厚みのことを10価層という。10価層の厚みで、線量は10分の1になる。その2倍の厚みでは、100分の1になる。3倍の厚みで、1,000分の1となる。たとえば、屋外無遮蔽で100シーベルトの線量ならば、厚さが10価層で10シーベルト、2倍の10価層で1シーベルト、3倍の10価層で0.1シーベルトに遮蔽されることになる。各材料の遮蔽効果を表3-7にまとめる。

コンクリート、土、水は現実的な遮蔽材料である。特に前二者は、建造物に普通に利用されている。自動車などの車体に利用される鉄板の厚みは、数ミリメートルと薄いので、遮蔽効果はないに等しい。積極的な屋内退避所としては、地下施設、厚いコンクリートの壁、盛り土が候補となる。核兵器保有国は、核戦争に備え、衝撃波、熱線、核放射線、電磁パルスの防護のために特別に設計された屋内退避所が建設されている。

現状の建造物の遮蔽を見てみよう。屋外の遮蔽なしの時の線量に対する、屋内の線量の比を線量透過率と定義する。実際の建物には、屋根、壁、窓、ドアなどが屋内と屋外の境となり、均質な構造ではない。同じ建物でも、内部で遮蔽性の高い・低いがある。表3-8の値は、実効的な線量透過率となっている。線量透過率の値が小さいほど遮蔽効果の高い、安全な施設といえる。

プレハブハウスに比べれば、木造モルタル住宅の方が、遮蔽性能はよい。高層ビルの外壁は軽量で、実質の厚みは、見かけほどはない。多くは空洞に近い。す

表 3-8　種々の構造物に対する線量透過率（%）

（S. Glasstone, 1977 を参考とした）

構造	初期ガンマ線	中性子
木造モルタル住宅	0.7	0.55
木造家屋	0.9	0.5
深度 1 メートルの地中	0.003	0.006
地下室	0.35	0.45
多層階ビル		
上層	0.85	0.95
下層	0.45	0.55
コンクリート・ブロック製退避所		
22センチメートル厚	0.15	0.4
30センチメートル厚	0.075	0.3
60センチメートル厚	0.014	0.15

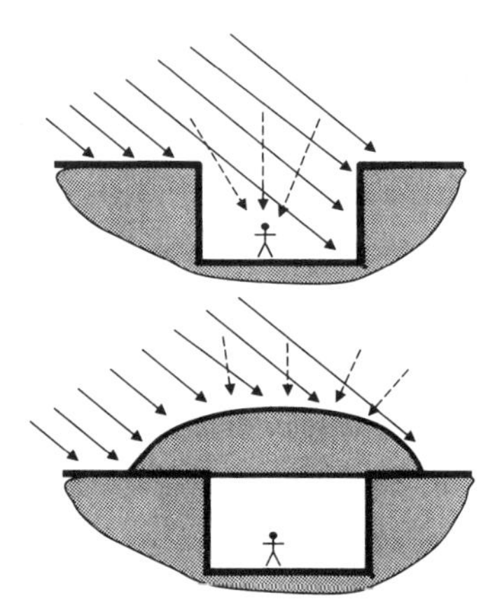

図 3-11　核放射線の遮蔽

なわち高層ビルの外壁の密度・厚み積の値は、プレハブハウス並みと考えられる。したがって、核放射線の遮蔽性能は低い。ただし、各階が大面積ならば、外壁から離れ、できる限り建物の中心に退避すれば、線量を低減できる。

核爆撃を受けることが想定される都市では、堅牢な地下街が、多数の人びとの避難所としては有力候補となる。ただし、高層ビルの地階は、上層階が雪崩のように瓦解した場合には、その底となる地階に安全な隙間はないことを知っておいた方がよい。一方、公的に建設されている地下街は、ほとんどが公道の真下にあるので、上からの圧縮で、押しつぶされることはない。地下鉄路線も同様に安全である。

核の灰の降下による残留核放射線による被害を想定した場合には、自宅の屋内退避は有効である。内部被曝の防護のためには、気密性を高めることが有効である。

コンピュータ情報通信網に対する脅威——電磁パルス

現代の情報通信は、コンピュータ・ネットワークからなるシステムが重要な根幹を成している。広域ネットワークにつながっていなくとも、会社単位や建物単位など個別の情報システムが形成されている。さらに航空機、自動車、電車などの交通・輸送手段の多くはコンピュータ制御である。また、パラボラアンテナと衛星を介した通信網、電波を利用した携帯電話は広範囲に普及している。

コンピュータ情報通信システムにとって、最も深刻な被害は、核爆発で発生する雷のような電磁パルスである。これにより電子素子や電気機器の故障を誘発する。また、電子素子に高密度で短時間に核放射線が照射されれば、電離によりハードおよびソフトエラーを引き起こすおそれがある。仮に衝撃波被害を受けない場所である、地下や遠方にあっても、この強烈な電磁パルスを受信することで、故障するおそれがある。

核爆発からの電磁パルスは、短時間に変化する。低周波から数百メガヘルツの範囲のたいへん幅の広いスペクトルを有する。主には長波のラジオ波である。この電磁パルスは、爆発の瞬間、100万分の1秒間の現象である。したがって、直後に電子・電気機器に故障がなければ、その後の心配はいらない。

この現象は、1950年代の初めに大気圏での核実験中に注目されはじめた。1960年頃に、さまざまな民生および軍事的な電気・電子装置が、電磁パルスに対し脆弱であることが認められている。また、この電磁パルスの検知から、遠方での核爆発の発生を確認できることもわかった。

こうした背景のもと、米国では、電磁パルスの理論的・実験的研究がなされてきた。大気圏の実験が1962年に停止されるまで、電磁パルスに関するデータが収集された。その後、既存の実験データの分析、地下実験、シミュレーション実験および理論計算が実施された。爆発実験は、数キロトンからメガトンの威力を、最高400キロメートルの高度まで実施している。

米国は理論的モデルを作り、電磁パルスによる損傷を予測するコンピュータ・

表 3-9　宇宙空間における核爆発実験

国	日付	実験場	爆発威力(キロトン)	備考
米国	1957年7月19日	ネバダ	2	
	1958年8月1日	ジョンソン島	3800	爆発高度77キロメートル
	1958年8月12日	ジョンソン島	3800	爆発高度43キロメートル
	1958年8月27日	南大西洋	1－2	荷電粒子の地磁気への捕捉実験
	1958年8月30日	南大西洋	1－2	荷電粒子の地磁気への捕捉実験
	1958年9月6日	南大西洋	1－2	荷電粒子の地磁気への捕捉実験
	1962年5月6日	太平洋	-	
	1962年7月9日	ジョンソン島	1400	爆発高度400キロメートル
	1962年10月20日	ジョンソン島	小	爆発高度数10キロメートル
	1962年10月26日	ジョンソン島	数百	爆発高度数10キロメートル
	1962年11月1日	ジョンソン島	数百	爆発高度数10キロメートル
	1962年11月4日	ジョンソン島	小	
ソ連	1957年1月19日	MTR	10	ソ連最初のミサイル実験
	1961年10月27日	MTR	1.2	ソ連最初の宇宙実験
	1961年10月27日	MTR	1.2	
	1962年10月22日	MTR	300	
	1962年10月28日	MTR	300	
	1962年11月1日	MTR	300	
中国	1966年10月27日	ロブノル	20	ミサイル実験

MTR：ロシア連邦アストラハン州カプスチン・ヤル近くのミサイル実験場

コードを開発したようである。また電磁パルスを発生する装置が開発されている。本書の電磁パルスの情報は全て米国が公開した報告書が源である。

冷戦終結後に、ロシアが公開したソ連の核爆発実験の年表の中に、高高度の宇宙空間での一連の実験が見つかった。米国とほぼ同時期に、ソ連でも最大数百キロトンの威力の実験を実施している。中国も、ミサイルを使用した20キロトンの実験を、1966年に実施した。

地下から超上空まで、いずれの場所における核爆発でも、電磁パルスを発生する。ただし、最も強い電場が、地球表面、あるいはその近くでの爆発により発生する。上空での核爆発からは、非常に広範囲に電気・電子機器に対し影響を及ぼす懸念がある。1メガトン規模の核爆発が米国の上空300キロメートルで生じれば、全米が電磁パルスの影響を受けると予想されている。

電離層への影響

核爆発の火球および兵器の残骸からの核放射線は、大気の電離層に変化をもたらす。電離層は、太陽からの核放射線により、上空の気体が電離している層のことである。その層は、高度60～1,000キロメートルに及んでいる。電離層には、D、E、Fの種類があり、その順に高度が高くなる。電離層と大地間の電波の反射の繰り返しで、遠距離通信が行なわれている。

電離層の状態は、太陽からの核放射線の線量に依存するので、昼夜で大きく変化する。さらに、太陽表面での大規模な核爆発であるフレアにより、電離層は影響を受ける。この時に発生する核放射線により、電離層の電子密度が増大する。2001年9月25日夕方、NHKの衛星放送が1時間にわたって中断したのは、前日の太陽フレアが原因だとされている。

核爆発のエネルギー出力の最大4分の3までが、大気の電離に消費される。そのため核爆発は、電磁波の伝播を妨害することになる。特に、1ミリメートル以上の波長の電磁波を利用する通信が、核爆発の影響を受けることになる。この電波を周波数で言えば、300ギガヘルツ以下である。すなわち、ほとんどの通信が影響を受けることになる。周波数の高い順に、影響を受ける通信を列挙すれば、衛星通信、各種レーダー、衛星放送、電気通信業務用の通信、UHFテレビ放送、航空管制用レーダー、携帯電話、PHS、MCA陸上移動体通信、移動体衛星通信、VHFテレビ放送、FM放送、航空管制通信、船舶・航空機の通信、無線航行、ロラン（長距離電波航法)、船舶・航空機の航行用ビーコン（標識灯）である。通信への影響は、爆発のエネルギー出力、電磁波の波長（あるいは周波数）以外に、爆発高度によっている。

大気の電離は、自由電子および正イオンの生成を意味する。これは、火球からの初期核放射線であるガンマ線と中性子、残留核放射線であるベータ粒子およびガンマ線、X線と紫外線により生じる。したがって、核爆発の後に、周囲の大気中で、自由電子密度は大幅に増加する。

増加した自由電子は、少なくとも2つの方法で、電磁波信号に影響する。第一に、電磁波からエネルギーを奪い、信号強度を弱める。第二に、電子密度が異なる境界面で電磁波が屈折し、伝播の方向が変化する。このように、爆発によって大気が電離した空間では、通信とレーダー信号が影響を受けるおそれがある。

電磁波と自由電子との相互作用では、電磁波のエネルギーの一部は振動エネルギーとして電子に与えられる。電子が、空気中の他の粒子（原子、分子あるいは

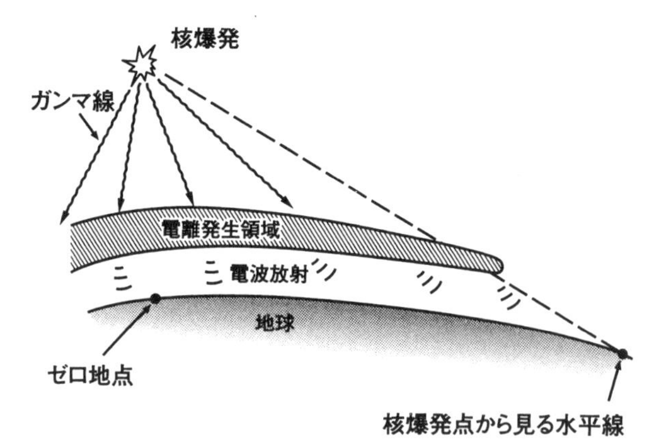

図 3-12　高高度核爆発の電磁パルスの電離層への影響の概念図（S. Glasstone, 1977 より）
電離層の高度（キロメートル）：D 層 60 － 90、E 層 90 － 130、F1 層 130 － 210、F2 層 210 － 1000

イオン）との衝突の結果、このエネルギーを失わない場合には、少しの時間遅れるが同じ周波数の電磁波を再放射する。したがって、エネルギーは電磁波の損失なしに再蓄積されるが、位相に変化が生じる。ただし、たとえば、空気密度が海面値の 1 万分の 1 以上、すなわち高度 64 キロメートル以下ならば、中性粒子と電子との衝突は高い頻度で生じることになる。高度 64 キロメートル以上であっても、電子密度が異常に高い場合には、電子とイオンの間の衝突は高頻度になる。そのような衝突では、電子の超過エネルギーはランダム運動のエネルギーに変形されるので再放射にはならない。その結果は、エネルギーが電磁波から吸収されることになる。そして電磁波信号が減じられる。

高い空中での核爆発は、電離層の相当な部分に影響する。たとえば 64 キロメートル以上の高度での核爆発後の数時間、短波通信における電磁信号は完全に不通となるおそれがある。核爆発によって引き起こされる大気の電離および電磁波信号の伝播への妨害は、4 つの空間領域に区分される。①熱い火球の中、②火球を囲む大気、③ D 層、および④電離層の正常な E 層および F 層を含んでいる高度な領域。

低高度の爆発からの火球は比較的小さい。海抜ゼロメートル地点での 1 メガトンの爆発は、1 秒で直径約 1 キロメートルの火球を生成する。火球内部の大気の

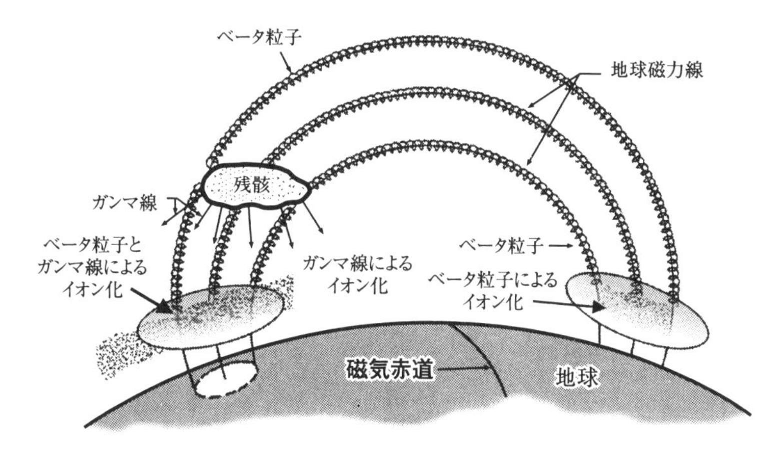

図3-13　北半球の60キロメートル以上の高度に、核爆発からの残骸がある場合のベータおよびガンマの電離領域（S. Glasstone, 1977より）

温度は数千度ほどになる。電子密度とその衝突頻度は高いので、電磁波の吸収が非常に大きい。したがって、電磁波にとって、火球は不透明であると考えられる。すなわち電磁波は火球の中を伝播できない。

中間の爆発高度（約80〜100キロメートル以下）では、初期の火球サイズは、より大きくなる。しかし、その内部は十分高温で電離しているので、数秒間にわたり、電磁波信号に対し不透明となる。高空になるにしたがい、火球は大きくなる。約300キロメートル以上の爆発高度では、大気は非常に薄いので、核爆発からのエネルギーは非常に大きな距離に広がる。

爆発点がD層未満である場合、火球のまわりの大気は、放射性の残骸、初期の熱・核放射線、および遅発ガンマ線およびベータ粒子によって電離し、大気の化学特性は著しく変化する。地表面に近い爆発については、大気の密度が高いので、放射エネルギーは遠方には届かない。電離は爆発点に局在する。しかも、自由電子と正イオンは再結合し、電離状態はより短寿命となる。爆発高度が上昇するとともに、放射線はより大きな距離に漏れることになる。かつ、電子密度は、電磁波信号の伝播が影響を受ける値に達する。

爆発からの即発および遅発放射線がD層に達することができる場合、その電離層の電子密度は増加する。その後、ほとんどの広範囲でかつ持続的な電磁波の吸収が、正常な電離層のD層、およびD層の近くで生じる。ラジオとレーダーの周波数範囲の電磁波については、約60キロメートルの高度を中心に16キロメートル以内の層に、最大の減衰が通常生じるようになる。

電離層のＥ層およびＦ層では、電子と中性粒子との衝突確率は低い。また、吸収ではなく屈折の方が一般に優勢となる。爆発高度ないし残骸高度が十分高く、即発および遅発放射線がＥ層およびＦ層に到達する場合には、それらの電離層の自由電子密度が増加させられる。他方では、核爆発は、時としてＥ層およびＦ層の電子密度の減少を引き起こす。爆発による大気の流動や磁場影響による大気の化学変化がその原因である。

核爆発によるＤ層での電離の増加は、地球磁気で結合している反対側の半球へ影響する可能性がある。特に爆発により発生するベータ粒子（電子）のような荷電粒子は、地球の磁力線に沿って、らせん運動し、磁力で結合した地域へベータ粒子が輸送されて、爆発点の近くと似た電離現象が生じる。

電磁パルス発生のメカニズムと被害

大気中の核爆発から電磁パルスを生じさせる基本的な原因は、核反応にともなう多量のガンマ線にある。ガンマ線は主として大気中の分子や原子とコンプトン散乱によって、爆発点周辺に、イオン化された領域を作り出す。本書では、これを電離発生領域と呼ぶ。ここでいうコンプトン散乱とは、光子であるガンマ線が、分子や原子の軌道電子と衝突し、はじき出す散乱のことである。

負の電荷を有する電子は、重い正イオンよりも強烈に速く、外方へ移動する。その速さは、ほとんど光速である。その結果、大気中に電荷分離が最初に生じる。すなわち爆発点近傍は、正味の正の電荷を持つことになる。一方、遠方では正味の負の電荷を持つ。電荷分離は、約１億分の１秒で最大になる電場を発生させる。

もし核爆発が一定の密度の完全に均質な大気中で生じれば、ガンマ線は一様に四方八方に放射される。そのため、発生する電場は放射状で、球対称となる。この理由で電離発生領域からは電磁エネルギーの放射は生じない。しかし、実際にはそのような理想的状態は存在しない。大気密度は上空ほど低く、地球の表面の存在、爆発する兵器の非等方的な構造、大気中の水蒸気量の変化などの差が、この発生電場を非対称にする。

爆発が地球の表面で、あるいはその表面の近くで生じる場合、電場の球状の対称性は大幅に変更を強いられることになる。こうして爆発点周辺の電離発生領域の鉛直方向に、正味の電子流が発生する。瞬時に時間変化するために、この電子

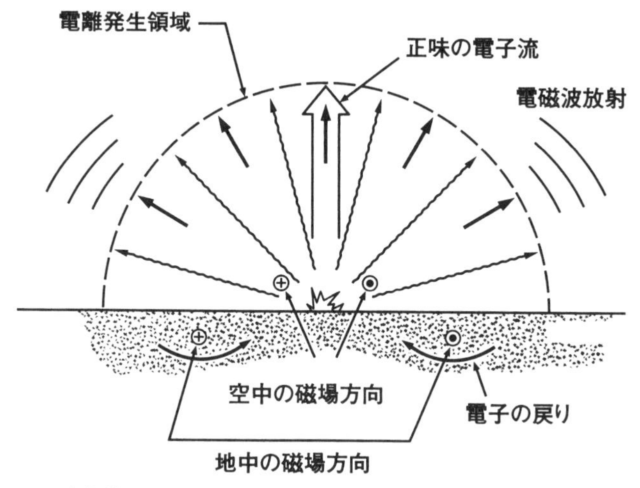

図 3-14　地表核爆発における電磁パルスの発生（S. Glasstone, 1977 より）

流に直交する方向に電磁パルスが放射される。これが核爆発からの電磁パルスである。上空での核爆発では、幾分異なる電磁パルスが生じる。

電磁パルスの強度は数十マイクロ秒間（10^{-5} 秒）で、きわめて弱くなるほどに、短いパルスである。しかし、核爆発威力がメガトン級ならば、相当な量のエネルギーを放射することになる。放射の伝播は光速であり、電波がアンテナで受信されるように、金属などの導体は、電磁パルスを受信することになる。電磁パルスを受信した金属など（以後、収集器と呼ぶ）と接続された電気・電子機器の中で、電磁パルスは強い電流や高電圧に変換されるおそれがある。こうして、収集器に接続された電気・電子機器は、厳しい損傷を受けるかもしれない。たとえば、商用電源、送電系統や、ラジオ・レーダー、テレビ、電話、電信システム、コンピュータなどの情報通信系統の設備は、深刻な影響を受ける可能性がある。

電磁パルスは、電磁波に多少似ているが、いくつかの重要な違いがある。無線送信機は、特定の周波数の電磁波を発生するように設計されている。しかし、電磁パルスの中の波は、広範囲な周波数および振幅を持っている。さらに、電磁パルスに関連した電場の強さは、通常の電磁波に比べ、何百万倍も大きい。その電磁波のエネルギーは適切なアンテナあるいは導体によって集められ、接続ないし隣接した設備に転送される。しかし、電磁パルスからのエネルギーはごく短時間に受信される。その結果、設備を破損するほどの強い電流となる。

電磁パルスの特性は、爆発の出力および高度に大きく依存する。数キロメートルの高度での大気中爆発については、電離発生領域の直径は、約10キロメートルとなる。それは、およそ30キロメートルの高度まで爆発点が高くなると、およそ29キロメートルまで増加する。この高度範囲では、電離発生領域の鉛直方向の空気密度の差は大きくはならない。したがって、電磁パルスの影響は大きくはない。発生している電磁パルスに加えて、空気密度の非対称性から短いパルスが、高高度での核爆発に似ている方法で放射される。ただし高度が数キロメートルから約30キロメートルの間の空中爆発により地面上に誘起される電場は、地表爆発および高高度での核爆発からの電場よりも小さい。

核の灰の降下

核弾頭ミサイルが都市の構造物に激突した場合、あるいは携帯型核兵器がコンクリート建造物内部で爆発した場合には、いったん上空に舞い上がった莫大量の核の灰が、広範囲な風下地域に降下する。これが核の灰の降下現象である。携帯できるくらいの小型核兵器でさえ、人口密集地を狙えば、核の灰の降下で、10万人規模の犠牲者が発生することを筆者は予想している。

都市の地表核攻撃では、鉄筋コンクリート建造物が衝撃波により粉砕された後、ゼロ地点では、それらが蒸発し火球の中に包み込まれる。また、周辺の構造物は、衝撃波により粉砕された後、大小さまざまな粉砕物が、ゼロ地点に生じる強烈な上昇気流の中に吸い込まれていく。こうして核のキノコ雲が形成される。

核分裂生成物とその他の核兵器構成物質、そして地表の被粉砕物は最初、高温の気体である。それが、上昇するにつれて冷却され、液体から固体の粒子へと状態を変える。そして重い粒子から順に地表へ降り戻る。

降下はまずゼロ地点およびその周辺に生じ、その中心は、少しだけ風下方向へずれる。残りは風下方向へ楕円状に生じる。この降下の地表面での分布は、爆発威力、爆発高度、ゼロ地点の構造、そして気象の影響を受け、複雑である。しかし、概して、ゼロ地点近傍の円分布と風下方向の楕円分布の組み合わせとなる。

爆発高度が、火球の半径よりも大きい空中核爆発の場合には、地表粉砕物との混合である核の灰の生成と降下はほぼ無視できる。威力16キロトンの広島の核爆弾の場合は、爆発高度が600メートル、火球半径がおよそ100メートルであった。急性放射線障害は、火球から発せられた初期核放射線により、地表半径1キロメートル以内で致死のリスクを与える線量であった。しかし、風下遠方では、少なくとも致死の危険となる核の灰の降下はなく、中性子誘導放射性物質を含む黒い雨が降った。

一方、旧ソ連のセミパラチンスク実験場や、米国のマーシャル諸島ビキニ環礁での実験では、地表核爆発後の核の灰の降下による線量は、数十キロメートルから100キロメートル以上の風下地域でさえ、致死の危険があった。

気流の速さは、上空ほど速い。地表核爆発実験から、その実効的な速さが、毎時数十キロメートルであることがわかっている。マーシャル諸島での威力15メガトンのブラボー実験では、毎時およそ40キロメートル。セミパラチンスクでの威力22キロトンの場合でも、毎時およそ45～50キロメートルである。

核の灰の降下する地域の中心線は、ゼロ地点を通る気流の軌跡となる。高温の核の灰は、その熱運動により、気流と直交する方向に拡散する。このため、核の灰降下は風下方向に伸びる帯状になる。この帯で、最大の降下量となるのは、先のゼロ地点を通る気流の軌跡の線である。第2章の、セミパラチンスク実験場の地図に描かれた線の意味は、こうした気流の軌跡である。

短期核ハザードの防護が重要

核災害の場合、放出された放射性物質、ないし中性子誘導放射性物質が、ある期間環境に残留し続ける。その地に暮らす公衆が放射線を継続的に被曝することが、他の災害と違った特徴である。その災害発生地だけでなく、場合によっては広範囲に、危険ないし障害を持った地域が形成される。これが核のハザードである。

核ハザードは、生物テロがもちいる細菌やウイルスと違い、それ自体が増殖したり、人から人へと感染することはない。核ハザードの場合、放射性の核種の崩壊により放射線を出すので、原因物質は、自然消滅する法則になっている。この意味では、化学テロとも異なる。化学テロの場合には、汚染化学物質は、原則として消滅しない。核ハザードは、放射性核種の崩壊により、それ自体が減衰ないし消滅していく。ただし、半減期が数万年以上のプルトニウムやウランによる汚染の場合には、化学ハザードに類似する。

残留核放射線の原因物質となる核分裂生成物は、300の核種である。半減期は、1秒以下から数十年以上に及ぶ。核放射線の線量は、その核種の放射能に比例する。放射能は、半減期に反比例する。したがって、半減期が短い核種ほど危険である。秒単位以下の半減期の核種からの放射線は、初期核放射線の原因物質である。

急性放射線障害の原因となる物質は、半減期が分から時間単位の核種である。甲状腺がんの原因物質であるヨウ素131の半減期は8日である。こうした、半減期がおよそ数日までの核種が危険な核ハザードとなる。この種のハザードを短期核ハザードという。危険な期間は、およそ1ヵ月間である。線量レベルC以上のリスクの原因となるのが、この短期核ハザードである。急性放射線障害の回避は、後障害の回避にもなる。したがって、短期核ハザードに対する防護対策はきわめて重要である。

原子力施設の史上最大の事故となったチェルノブイリの場合で検証する。短期的ハザードによる公衆被曝の最大は、全身で0.75シーベルト、甲状腺が50グレイであった。甲状腺線量の80パーセントはヨウ素131に汚染した牛乳の摂取によるものである。汚染牛乳を流通させたことで、広域に甲状腺がんが発生してしまったのである。放射線防護の失敗事例である。

半減期が100日と1日の核種の放射能を比較してみよう。今、核種の個数を、それぞれ同数とすれば、前者の放射能の値は、後者の値の100分の1しかない。また、半減期が30年の核種の放射能は、同様な比較から、半減期が1日の核種の放射能の1万分の1となる。1年以上の期間、残留する半減期の長い核種は、放射線としての危険度は低い。この種のハザードを長期核ハザードという。この種のハザードの主な核種は、セシウム137とストロンチウム90である。それぞれの半減期は、30年と29年である。

残留核汚染のあるチェルノブイリ周辺の一部地域の年間線量は、事故後約20年経つ現在も、レベルDからD^+の範囲にある。一方、ロンゲラップ本島での年間線量は、レベルEである。安全な範囲にあるといえる。どちらの被災地も、放射線障害の原因は短期核ハザードにあった。数年後に発生した甲状腺がんなどの後障害の原因は、残留する長期核ハザードではない。

放射線障害には、急性障害のほかに、後年発症する悪性腫瘍などの障害がある。この後障害と、継続性のある核ハザードの存在とが、心理的に関連づけられ、社会不安を形成することになる。核兵器が使用された広島のゼロ地点では、70年間草木は生えないといわれ、それは私たち日本人の耳に、強烈な言葉として残った。そして、その後、白血病が多発した。その広島・長崎が生み出した社会心理的恐怖は、チェルノブイリ事故後の被災者とその社会へも伝播した。その直後の妊娠中絶の一時的な増加は、社会心理的影響の例である。食用ヘラジカの大量処分は、社会の過剰反応といえる。

核テロの狙いのひとつには、社会心理的混乱があるといわれている。核兵器テロのような大災害を発生させなくとも、放射性核種を撒き散らす汚い爆弾（ダーティーボム）で、そうした社会心理的影響を受けると考えられている。過剰な心理影響を受けないためにも、核ハザード理論の社会認識は重要であると、筆者は考える。

チェルノブイリ事故の 1,000 万倍の放射能

ウランないしプルトニウムの核分裂は、300 の核種からなる核分裂生成物を生じる。これらは放射性核種である。陽子数に比べ中性子数が過剰なために、ベータ粒子を放射する核崩壊を繰り返し、より安定な核種に変化する。もちろん、これらの核種の多くはガンマ線も放射する。また、中性子放出で安定な核にもなる。

TNT 火薬換算で 1 キロトンの威力の核兵器は、その爆発により、56 グラムの核分裂生成物が生じる。核分裂と核融合とを組み合わせた熱核兵器では、その威力のおよそ半分が核分裂による。たとえば 10 メガトンの熱核爆発では、5 メガトン相当の核分裂生成物 280 キログラムが生じる。空中核爆発では、ほぼ 100 パーセントが上空へ舞い上がるので、降下による地表の危険は無視できる。しかし、地表核爆発の場合には、核分裂生成物の 50 ～ 80 パーセントが近傍と風下に落下する。その降下物は、ビキニ被災であったように、莫大な量の地表構造物の粉砕物を含む核の灰である。

核の灰の放射能は、初期には非常に強いが、核崩壊により急速に減衰していく。1 キロトンの威力の核爆発の 1 分後の全放射能は、10 万トンのラジウムの放射能に等しい。これは 3,700 エクサベクレルという、とてつもない量の放射能である。エクサという数の単位は、10 の 18 乗である。10 のあとに、0 が 17 個も続く大きな値である。

チェルノブイリ原子炉事故では、漏洩した放射能が 2 エクサベクレルだと推定されている。この比較で、核爆発の方が、いかに桁違いに大量の放射能であるかがわかる。1 キロトン威力の小型核爆発でさえ、チェルノブイリ原子炉事故の放出放射能量のおよそ 1,000 倍である。核分裂と核融合とを組み合わせた熱核爆弾では、米国報告書のなかで、爆発威力のおよそ半分が核分裂と考えられている。ビキニ被災となった核の灰の放射能は、爆発 1 分後には、およそ 2,000 万エクサ

ベクレルの放射能であると推定される。チェルノブイリ原子炉事故の放出放射能量のおよそ1,000万倍である。致死範囲は、東京都の面積の数倍に及ぶ。なお、発電で使用するウラン核燃料の濃縮度は数パーセントと低く核爆発にはならない。核爆発が生じる桁違いに高い残留放射能の値が、致死の危険を広範囲に及ぼすのである。

残留核放射線の減衰と時間経過の7倍法則

全核分裂生成物の放射能は、比較的簡単な規則にしたがって減衰する。それは、経過時間が7倍になれば、放射能は10分の1に減衰する規則である。7分後の全放射能は、1分後の全放射能の10分の1になる。49分後では、1分後の100分の1。7時間後は、1時間後の10分の1。7日後は、1日後の10分の1。

地表核爆発で生じる核の灰が降下した地域の放射線強度は、この全核分裂生成物の放射能の減衰にしたがって、時間経過とともに減衰する。時刻のマイナス1.2乗の時刻に7を代入すると、10分の1になる。全身被曝の危険度の低下を予測するのに、この時間経過の7倍法則が有効になる。

ビキニ被災を例にして、説明する。核爆発直後1分に2,000万エクサベクレルの放射能だったと考える。ロンゲラップ本島に到着したのは、およそ4時間後だった。その時点での、全放射能の量を、時間経過の7倍法則で計算してみる。4時間後の時刻を7の倍数で理解することから始める。7分後に初期の10分の1に減衰する。その7倍、すなわち49分後に、初期の100分の1に減衰する。その7倍の時刻は5時間と40分である。その時刻には、全放射能は、初期の1,000分の1に減衰した。ロンゲラップに核の灰が降り出したのは4時間後なので、5時間と40分に比べ、1時間40分前になる。これは、次の10分の1に減衰する時刻、40時間に比べれば、差は少ない。したがって、核の灰がロンゲラップに降下開始した時刻の放射能の値は、初期1分後のおよそ1,000分の1である。その時に降下する全放射能は、2万エクサベクレルであったと、推定される。この法則はこのように利用するのである。災害時、電卓やコンピュータが身近になくても、暗算できる簡単な法則である。

核の灰による放射線災害が初期ほど危険であることは、時間経過の7倍法則からよく理解できる。もし、安全な地下室などの避難所にいるならば、ある程度の時間が経過してから、脱出することになる。また、消防隊員や自衛隊員が、放射線危険区域に突入する場合にも、ある程度の時間が経過してから実行しなければならない。ソ連の軍事演習がこの事例である。そうした予測のために、この法則が役立つのである。

まとめ

核爆弾は、その中に仕込まれた燃料となる10^{23}～10^{26}個の核が、一瞬に核の結合エネルギーを放出する装置である。個々の核の結合エネルギーが、通常火薬の分子の結合エネルギーの100万倍もあるので、とてつもない爆発力となるのである。核の結合エネルギーの解放に関わる核反応には、核分裂と核融合の2種がある。小型から中型の核爆弾は、核分裂反応による。大型の熱核爆弾は、核分裂・核融合・核分裂の連続する三段階の核反応による。

核分裂反応に使用される核燃料は、ウラン235ないし、プルトニウム239である。ただし、兵器としては生産しやすい後者が広範囲に使用されている。その生産装置は黒鉛炉などの原子炉である。一方、前者は、天然ウランの同位体濃縮による。生産装置は遠心分離機などである。熱核爆弾の三段階目の燃料は、それ自体は核分裂しないウラン238である。二段階目で多量に発生する高速中性子によりウラン238をプルトニウム239へ核変換させてから、分裂反応を起こすのである。核融合反応における燃料は、重水素、三重水素、リチウム6などの軽い核種である。2種の核爆弾とも、残留核放射線の原因となる核分裂生成物を発生させる。

核爆発において、人命に関わる被害は、衝撃波、熱線、残留核放射線、初期核放射線、の順に甚大である。この順位は、核爆発のエネルギーの配分の大きさの順番でもある。前二者は、標的となる都市の構造を破壊し、壊滅させる。後二者は、即死を免れた生存者や遠方住民に対する、致死の危険を含む人体影響の原因である。なお、空中核爆発の場合には、残留核放射線と初期核放射線の被害順位は入れ替わり、後者がより危険となる。これらの被害事例は、第1、2章で検証した。

初期被害の最大の原因は衝撃波である。衝撃波は、四方へ津波のように広がる強力な空気の圧力波で、その移動速度は音速よりも速い。標的となった都市の建造物を、その力で破壊・倒壊させる。1メガトンの空中爆発によって生じる衝撃波は、50秒後に19キロメートル先に達している。時速1,300キロメートルである。その時の風速は毎秒345メートルもある。

地震後に発生する津波から逃れるには、高台に避難することだが、強烈な核爆発からの衝撃波被害から逃れるには、堅牢な地下退避所が最適である。核爆発は、地中にさえ衝撃波を誘起させる。これは地震の一種であり、大地衝撃波と呼ばれる。地下ないし地表核爆発は、直接にこの大地衝撃波を発生させる。一方、空中核爆発は、大気中の衝撃波が地表に衝突した際に、大地を振動させることで、大地衝撃波を発生させる。ただし、空中核爆発の実験から、直下でさえ、地下鉄などの地下構造が壊されないことがわかっている。

初期被害の第二の原因は、火球からの閃光に含まれる熱線である。ゼロ地点を中心に、広範囲に都市を炎上させる。比較的遠方での人的被害としては、肌の露出部分の閃光熱傷である。

空中核爆発の場合、ゼロ地点を中心とし、同心円的に都市を破壊し炎上させ、同時に大多数の人口が犠牲になる。比較的堅牢な屋内にいて、強い衝撃波と熱線を直接受けない人が即死を免れる。ただし、外壁を透過ないし、開口部から侵入する散乱した核放射線に曝露される。

地表核爆発でも、熱線の影響範囲が小さいことを除けば、衝撃波と熱線の影響は、空中核爆発と基本的には同じである。根本的な違いは、核の灰の発生と降下による、広範囲な放射線災害の発生である。衝撃波と閃光による被害を受けない遠方でさえ、風下ならば、致命的な放射線障害を受ける災害が発生するのである。

急性障害および後障害、胎児影響、生殖腺影響、内部被曝など核放射線の人体影響は、線量の大きさで決まる。影響の有無、重篤度が、線量に依存している。その理解のために、線量6段階区分A～Fが示された。致死のリスクを負うレベルA、急性放射線障害となるレベルB、胎児影響・発がんのリスクを負うレベルCが、危険な線量範囲である。

空中核爆発の場合、10メガトン級の大型兵器では、初期核放射線により、半径5キロメートル範囲がレベルAの線量となる。一方、同一の威力の地表核爆発後、核の灰降下による残留核放射線により、風下数百キロメートルの楕円範囲内でレベルAの線量となる。

日本が経験した核爆発災害では気がつかなかった電磁パルスの影響もある。核爆発から生じる強力な電磁パルスが、広範囲に電気・電子部品を破壊ないし、損傷する。1メガトン規模の核爆発が、米国の上空300キロメートルで生じれば、全米が電磁パルスの影響を受けると予想されている。コンピュータ情報通信網をはじめ、大きな影響を受けることになる。

核爆発災害によって生じる核のハザードは、時間の経過とともに減衰・消滅する。短期と長期とに核ハザードを分類することは、防災上有効である。人体影響として危険なのは、短期核ハザードである。すなわち災害の初期ほど危険なのである。放射線障害を回避するには、地下街や、遠方にある自宅などでの屋内退避による放射線防護がきわめて重要になる。

第4章　核に関わる危険な事態と技術

核兵器は20世紀に、最初、米国が開発し、日本に対し、二度、連続的に戦闘使用した。その後、ソ連、ヨーロッパ、アジアと、核兵器は拡散した。航空機、潜水艦搭載のものから、長距離を射程とした核弾道ミサイル、携帯型核兵器までが開発された。標的をピンポイントで攻撃できる高度技術も登場した。幸い、前世紀は、1946年以後は、一度も核兵器の戦闘使用はなかった。しかし、核兵器の世界中での拡散や地域的な紛争が絶えない冷戦後、国際テロと大国との戦争下にある21世紀には、新たな状況下で核兵器が戦闘使用されるおそれがある。さらに、核エネルギー依存度の拡大に比例して、施設防衛の重要性が高まるだろう。本章では、こうした核に関わる危険な事態と技術を概観する。

日本が核攻撃を受ける事態

国家の大きな脅威となることが予想される核災害は2種類に大別される。核兵器の戦闘使用と核エネルギ施設への武力攻撃である。前者は単なる放射線災害ではなく、衝撃波と閃光による破壊と殺傷が初期被害となることを忘れてはならない。第1章から第3章に述べた通りである。この二大災害の発生リスクの背景には、ソ連崩壊後の核兵器技術の流出と核の闇市、核兵器のドミノ的拡散、中東問題と関連する国際テロなどがある。

核兵器開発のドミノは、隣国にまで及んでいる。北朝鮮は、2005年に核兵器保有を宣言した。そして、2006年10月9日、吉州郡(キルジュ)豊渓里(プンゲリ)の山中で、第1回目の地下核実験を実施した。同国は、日本を射程圏内にした弾道ミサイルを開発している。核爆弾の小型化による核弾道ミサイル開発は、このまま進めば、日本にとって大いなる脅威となる。弾道ミサイルが発射されれば、日本への着弾は10分以内である。

核兵器は、爆撃機や弾道ミサイルだけが日本への脅威ではない。携帯型核兵器が密かに国内に持ち込まれ、国家の中枢近くで戦闘使用されるおそれも排除できない。しかも、この種のテロ的な攻撃は、爆撃機や弾道ミサイルによる攻撃のように、あらかじめ察知することが困難である。特に核兵器テロは、放射線検知網が整備されていない国家では、突然起こることになる。

国家的脅威にはならないが、社会への衝撃にはなると予想される攻撃に、放射線テロがある。ダーティーボムや放射線施設・放射性物質輸送車輛への攻撃である。国内では、放射性物質が日常的に輸送されている。特に病院では放射性の薬剤が、核医学診断や治療の現場において高い頻度で利用されている。そのため、こうした放射性物質の貯蔵施設、利用施設のみならず、それを輸送中の車輛が、テロ攻撃の潜在的対象である。放射性物質をばらまく爆弾であるダーティーボムによっても、無視できない被害が生じる。ただし、これによる被害は交通事故や交通事故災害程度である。これに対しては、日本社会が確かな放射線防護学の知識を持ち、適切に対処すれば、影響を最小限にとどめることは可能である。

原子力発電所や核燃料再処理施設への武力攻撃の想定としては、通常ミサイルによる攻撃、大型旅客機による攻撃、武装集団による外部および内部からの攻撃が考えられる。このうち、2番目の大型旅客機による体当たり攻撃に対しては、耐性があるとの予測がある。

コンクリートの壁に戦闘機を衝突させる実験を、米国で実施した。この結果を参考にして大型航空機が衝突した際の原子炉建屋への影響を解析した例がある。それはボーイング747-400型ジャンボジェットが改良型沸騰水型原子力発電所の原子炉建屋に衝突したという想定になっている。その結果、原子炉建屋の外壁は貫通するものの、分厚いコンクリート製の原子炉格納容器は貫通しないという予測が出た。

対戦車用の運搬可能型のミサイルに対しても、核エネルギー施設の重要部分は防護されていると考えられる。建設中のフランスの高速増殖炉スーパーフェニックスが、反対派によってソ連製の対戦車砲RPG-7ロケットで攻撃された。川を隔てて約40メートルの地点から5発のロケットが撃たれ、4発が建屋に命中した。このうち1発は工事のために設けられた開口部を通って、厚さ1メートルのコンクリート製原子炉格納容器に命中した。しかし、深さ30センチメートルが抉（えぐ）られただけですんだのである。

このように、小人数のテロリストが運搬可能型のミサイルを使用する可能性がある。この対戦車砲の貫通能力は、防弾鋼板に対して28センチメートル、強化コンクリートに対しては46センチメートルである。運搬操作でき、かつ破壊力が大きいという点から、対戦車ミサイルの使用は十分考えられる。日本の100万キロワット級の原子力発電所の場合、1メートル以上の分厚いコンクリート製の格納容器で防護されているため、RPG-7ロケット級の、ミサイルでは炉心までは達しないだろう。

核エネルギー施設自体は核爆発しない

ここでは、原子力発電所が運転中に大型ミサイルで攻撃され、炉心が破壊される事態を想定し、その災害の影響を予測する。考察の根拠とする事実は、チェルノブイリ原子力発電所の事故である。この歴史的事例と同程度の事態を仮定するのが現時点では妥当と考える。核の平和利用において、これ以上危険な事例はないからである。

チェルノブイリ発電所では、緊急冷却装置の電源が切断状態での安全試験中に原子炉が暴走した。制御棒の挿入が不能となり、炉心が融け、破壊し、冷却水が沸騰し、吹き上げた。核分裂生成物が飛散しながら、黒鉛が燃焼し、タービン発電機建屋の屋根で火災が発生した。この事故では、いくつかの規則違反の運転があったといわれている。

チェルノブイリ事故による急性死亡は30人と公表された。それは緊急作業に従事した発電所の作業員と消防隊員たちである。彼らは、破壊した炉心が放射するガンマ線のほかに、燃料棒から放出された核の灰を浴びた。事故翌日には、モスクワの生物物理学研究所の専門病院に129人の患者が収容された。初診から30人に急性放射線症状が現れた。

多量の核分裂生成物が環境に漏洩し、広範囲に放射線災害を引き起こしたのである。日米欧の発電に利用されているのは、主に軽水炉であり、旧ソ連の黒鉛炉とは種類が異なる。通常運転で、軽水炉にこうした事故災害が発生するとは考えにくい。軽水炉には、核燃料の周囲に、黒鉛のような燃焼しやすい物質は配置されていないからである。したがって、わが国の原子力発電所が破壊されるほどの武力攻撃を受けても、チェルノブイリのような黒鉛火災には至らない。軽水炉事故の歴史的事例には、1979年の米国スリーマイル島発電所事故がある。種々の要因による機械の故障があって、炉心が溶融した。ただし、格納容器が放射性物質を封じ込め、環境へ多量の核分裂生成物の漏洩はなかった。運転職員や消防士の死亡はない。

表 4-1　核爆発災害と核エネルギー施設災害との比較

	広島核爆発災害	ビキニ核爆発災害	チェルノブイリ原子炉災害
年月日	1945年8月6日	1954年3月1日	1986年4月26日
爆発	空中爆発　16キロトン　戦闘	地表核爆発　15メガトン実験	化学反応　水蒸気発電中の試験事故
初期災害	衝撃波・閃光電離放射線	立入禁止区域外なし	火災・電離放射線
急性死亡	約10万人即死数万人	0人	30人
二次災害	中性子放射化	核分裂生成物 2.8×10^7エクサベクレル	核分裂生成物 2エクサベクレル
公衆の線量外曝	生存者　2km圏内　0.1－4シーベルト　瞬時	ロンゲラップ　風下190キロメートル 1.8シーベルト	汚染地　30キロメートル圏内　1シーベルト未満 数日間　平均0.03シーベルト
甲状腺線量	(0.0グレイ)	1－200グレイ ヨウ素131汚染水・食品の摂取	最大　50グレイ 平均1グレイ　ベラルーシ ヨウ素131汚染牛乳の摂取
後障害	生存者数5.0万人 白血病死0.18% 固形がん死0.68% (放影研1990)	被災者67人 (ロンゲラップ) 甲状腺がん　7.5% 白血病死　1.5% (Brookheven N. L. 1997)	被災者720万人 甲状腺がん 0.067% (4837人) 甲状腺がん死 2.1ppm (15人) (WHO2002)

発電に使用する核燃料ウラン 235 の濃縮率は3～5パーセントと低く、原理的に爆発的な連鎖反応とはならない。一方、核爆弾の濃縮率は、90 パーセント以上と断然高い。プルサーマルでも同様に、MOX 燃料では、核爆発は起こさない。チェルノブイリ原子炉事故は、化学反応による爆発、水蒸気爆発と、黒鉛の火災である。したがって、チェルノブイリでは、衝撃波被害および、100 万℃の火球が発する熱線による被害はなかった。これが核兵器災害と原子力発電所事故災害との根本的な差である。後者は核爆発が発生しない放射線災害である。これが、2種類の核災害の初期被害における死亡数の大きな差となった。

核エネルギー施設爆撃後の放射線災害

核爆発災害では、広範囲の公衆が即死ないし急性障害で死亡する。放射線障害に限定すると、広島の場合には、爆心地から1キロメートル以内で、半致死線量以上の放射線被曝レベルとなった。それに対し、チェルノブイリ事故などの核エネルギー施設での重大事故では、作業員および近傍の緊急作業員のみが急性放射線障害で死亡するレベルの線量になる。チェルノブイリ事故では、発電所外の住民のなかに急性放射線障害による死亡はなかった。

広島と長崎の被災者は、核爆発時に発せられる初期核放射線であるガンマ線および中性子により外部被曝を受けた。概して2キロメートル以内の被災者が発がんのリスクを負うレベルC以上の線量となり、白血病および固形がんが後年発生した。

一方、チェルノブイリ事故の被災住民は、環境中へ放出された放射性ヨウ素で汚染した牛乳の飲用により、甲状腺が顕著に被曝した。これが原因となり、甲状腺がんが小児を中心に発生した。この内部被曝が空中核爆発災害の広島・長崎とは異なる放射線影響である。

血液のがんである白血病の治療は困難であるが、甲状腺がんは外科手術等により治療され致死にはならない場合が多い。事故後、これまでに4,000人以上が甲状腺がんとなり、そのうち2002年までに15人が亡くなった。ベラルーシでの甲状腺手術後の生存率は99パーセント以上である。この少ない死亡実数はWHOのチェルノブイリ事故に対する公衆のがん死推計数9,000が過大であることの証拠である。

したがって、汚染牛乳を事故後およそ1ヵ月間流通させなければ、甲状腺の被曝線量の80パーセントは除外できたはずである。物理半減期が8日しかない放射性ヨウ素などの危険な短期核ハザードはすぐに消滅する。

核エネルギー施設爆撃後の放射線災害は防護可能である。放射線防護の基本は、屋内退避にある。密閉した屋内で、マスクをすれば、大幅に放射性ヨウ素などの吸い込みを防止できる。体育館などに集合する訓練があるが、これは移動中の被曝のリスクが高い。土石流災害を避けるのとは違うのである。筆者は自宅内退避訓練を最初に勧める。これが防護の基本である。

放射性ヨウ素で汚染した牛乳を1ヵ月間は飲まない・流通させないことが重要である。フランスのように主治医の協力を得たヨウ素剤の事前配布は有効である。また、ヨウ素剤が配布されない人でも、ヨウ素を豊富に含む昆布を食べることで代用となる。乾燥昆布およそ30グラムが成人1日分のヨウ素を含んでいる。

核爆弾と核弾頭の技術――携帯型から戦略核まで

最初の核爆弾である広島のリトルボーイおよび長崎のファットマンの重量が、それぞれ、4トンと5トンで、搭載には爆撃機B29が使用された。その後、爆発威力は、小型の1キロトン以下から、大型の10メガトン規模までが開発されている。以下の米軍の情報は、主として、小都元著『核兵器事典』を参考にした。

核爆弾の標的地までの輸送手段は、通常、弾道ミサイルや爆撃機である。爆撃機搭載用の核爆弾の小型化が実現している。爆発威力5～10キロトンで、重量229キログラムの核爆弾が開発された。現在、米軍が実戦配備しているB-61核爆弾は、全長3.6メートル、直径34センチメートル、重量320キログラムで、爆発威力100～500キロトンである。広範囲の戦闘機に配備され、また、ミサイルの核弾頭の基本となった。さらに、地下施設攻撃用の地表貫通兵器用にも開発されている。

核弾頭は、ミサイルの弾頭として搭載される。空中戦用の空対空ミサイル、戦闘機から地表の標的攻撃用の空対地ミサイル、地表から戦闘機への攻撃用の地対空ミサイル、地表から地表の標的攻撃用の地対地ミサイルが開発された。

敵の爆撃機編隊を一挙に殲滅するための空対空核ミサイルが1950年代に開発された。戦闘機から発射するために、小型化されている。最初の核弾頭W-25は、全長66センチメートル、直径44センチメートル、重量99キログラムで、爆発威力1.7キロトンである。

その後、1960年前後に、W-51/54核弾頭が、空対空ミサイル用に開発された。それは、小型軽量（全長38センチメートル、直径27センチメートル、重量23キログラム）でありながら、爆発威力は250キロトンと大きい。人が持ち運べるほど軽量・小型である。

携帯型の小型核兵器の開発もある。この種の兵器の存在は、1997年に明らかになった。しかも、レベジ・ロシア安全保障会議書記は、訪ロした米議員団に対し、ロシアが保有していた携帯型核兵器84個が行方不明になっていると語った。米国でも1960年代に重量28キログラムの小型核兵器を開発し、89年まで配備していたことが、エネルギー省の公文書解禁で明らかになった。

かつてスーツケースサイズの兵器が開発されたが、現在はさらに小型化している可能性がある。前述の米国のW-51/54核弾頭よりも小さい、ハイキング用の水筒くらいのサイズではないかと想像される。その根拠は、冷戦後のロシアの核兵器管理状態を調べた元ローレンス・リバモア国立研究所の専門家が技術顧問となった映画「ピースメーカー」（ミミ・レダー監督、1997年）に登場した小型核爆弾である。

1961年頃にソ連が実施した、爆発威力が1キロトン以下の小型核兵器の爆発実験跡を、筆者は2002年に調査した。カザフスタンにある旧セミパラチンスク実験場内である。第2章で述べたように、40年後の時点でさえ、そのゼロ地点には核汚染が高レベルで残留している。

戦車隊への攻撃用に、初期核放射線の線量を強化した中性子爆弾が、開発されている。戦車内の兵士を瞬時に無能化し、その戦場となる都市をできるだけ破壊しない技術である。爆発威力が1キロトンの中性子爆弾は、半径700メートル内の兵士を無能化させる。ただし、その距離では、衝撃波による建造物の破壊はない。

射程が5,500キロメートル以上の戦略ミサイルである大陸間弾道弾（ICBM）は、敵国を壊滅させる技術であり、米ソ冷戦下で双方の開発が激化した。ICBMは、8,000キロメートルを30分間で飛行する。米軍の最大の核弾頭は、1960年代初頭に開発されたXW-53で、全長2.6メートル、直径94センチメートル、重量2.8トンで、爆発威力9メガトンである。その他、W-56は、全長120センチメートル、直径44センチメートル、重量270キログラムで、爆発威力1.2メガトンである。

敵国から発射されたICBMを迎撃するための核弾頭も開発されている。これは、熱核爆発で生じる高密度の中性子を、標的となる敵のICBMに照射し、無力化する技術である。いわゆる中性子爆弾である。W-65/66は、全長89センチメートル、直径46センチメートル、重量68キログラムで、爆発威力数キロトンの、初期核放射線が強化された核弾頭である。これが、米軍の現在の迎撃ミサイル技術である。ミサイル同士が、宇宙空間で、物理的に衝突するのではなく、1キロメートルくらいの近距離で、核爆発させて、敵のICBMを無力化させるのである。

弾道ミサイルの開発と配備

砲弾のように、空中を放物線を描いて飛ぶ対地ミサイルを弾道ミサイルという。ロケットのように発射され、最初の数分間に加速されるが、その後は慣性によって飛び、標的となる敵国の都市を狙う。世界初の弾道ミサイル・ロケットV2は、第二次世界大戦中のドイツにより開発され、3,000発以上が戦闘使用された。命中精度は高くなく、かつ通常弾頭のため、決定的な攻撃力とはならなかった。

戦後、ドイツのミサイル技術は、ソ連で研究が受け継がれて発展し、1957年に最初のICBM・R-7が開発された。この技術で、ソ連は、同年10月にスプートニク1号を発射し、世界初の人工衛星となった。爆発威力2.9メガトンの核弾頭が、1957年と58年に、ノバヤゼムリャ実験場で試験された。1959年には、米国のニューヨーク、ワシントンDC、ロサンジェルス、シカゴを標的として、弾道ミサイルが実戦配備された。このICBM一発で、それぞれの都市は壊滅する。

弾道ミサイルの配備には、固定式と移動式がある。前者は陸上の地下サイロであり、後者は潜水艦である。井戸状の竪穴を掘り、弾道ミサイルを垂直に立てて発射可能な状態で配備する固定式は偵察衛星に容易に発見されるが、地下サイロは、近くで核爆発があっても、破壊されないように強化されている。また、潜水艦は発見されにくいので、強力な弾道ミサイルの発射基地となる。潜水艦から発射されるミサイルはSLBMと呼ばれる。ロシアにはこのほか、道路移動型と鉄道移動型のミサイルもある。

弾道ミサイルは、射程が5,500キロメートル以上から、1,000キロメートル以下まである。米ソ冷戦下では、大陸間で発射し、敵国を狙い撃つ戦略ミサイルが多数配備されたが、冷戦構造が崩壊した現在は、ICBMを撃ち合う危険は大幅に低下した。

米国も、ドイツの技術からミサイル技術を発展させてICBMアトラスを開発し、1959年に配備した。21世紀初頭の米国の弾道核ミサイル発射基の数は、ICBMおよびSLBMが、それぞれおよそ500と400である。核ミサイル搭載爆撃機は、およそ70機である。

ロシアの21世紀初頭における弾道核ミサイル発射基の数は、ICBMおよびSLBMが、それぞれおよそ700と200である。搭載爆撃機は、およそ80機である。

中国はソ連の技術を原点として、弾道ミサイルの開発を進めた。1964年に核実験を成功させ、1966年には核弾道ミサイルを配備し、日本を射程圏内とした。1990年代に、20基の対米攻撃用のICBM発射基が配備された。SLBM搭載潜水艦は1隻である。そのほか、日本および米軍基地を標的とした、射程500キロメートルと2,800キロメートルの弾道ミサイルが配備されている。日本に近い吉林（きつりん）省の発射基地には、およそ20基が配備されている。射程が2,500キロメートルの潜水艦発射核弾道ミサイルは、1987年に配備された。中国の地上発射弾道ミサイル数はおよそ100、潜水艦発射弾道ミサイル数はおよそ10、核ミサイル搭載爆撃機はおよそ100機である。

北朝鮮も、ソ連の技術を原点として、弾道ミサイルの開発を進めた。1993年に最初の発射実験を行ない、日本海に着弾した。米国のコード名はノドンである。脱北した技術者の韓国政府および米軍への証言によれば、1975年にソ連のミサイルが北朝鮮に持ち込まれて、ノドンの開発が始まった。ロシアの人工衛星からの信号を受信し、軌道を制御するという。1998年に、2段目を三陸沖に落下させた弾道ミサイル実験が行なわれた。米国のコード名はテポドンである。弾道部分は、アラスカまで届いたという。すなわち、北朝鮮の弾道ミサイルは、すでに日本を射程圏内としている。

弾道ミサイルが、輸送できる弾頭の重量を搭載重量（ペイロード）という。搭載重量は、最大で数千キログラムである。現在のICBMは、複数の弾頭が搭載できる多弾頭式で、散弾銃のように使うことができる。

核弾道ミサイルの高速飛行と命中精度

核弾道ミサイルは、加速ロケットの先端に核弾頭が取り付けられた、鉛筆状の細長い形をしている。飛行距離が長くなるほど、加速ロケットの段数は増える。

弾道ミサイルは、第1弾の加速ロケットにより発射し、高度100キロメートルの大気圏の外へ出る。その後も、加速を続けながら、標的に向かう正しい軌道に乗るよう誘導される。

ロケットの燃焼が終了し、加速が停止した状態で、放物線軌道を飛行し続ける。その後、再突入体が放出されて、標的地へ着弾する。この再突入体は、内蔵されている弾頭を大気との摩擦熱から保護する。

弾道ミサイルの飛行時間は、射程が、1,000、3,000、1万キロメートルで、それぞれ7、15、31分である。加速終了後の速度は、毎秒3～7キロメートルである。1,000キロメートル以内の隣国から弾道ミサイルが発射された場合、着弾までの飛行時間は、およそ6分である。日本政府が対処の決断をする時間、および、日本国民が退避行動をとれる時間は、きわめて限られる。

弾頭が核の場合、迎撃ミサイルで撃ち落とすのは日本列島上ではなく、海上が好ましい。そうすると、迎撃時間は、さらに短縮される。しかも、弾道ミサイルの速度が、毎秒数キロメートルと速いため、迎撃ミサイルには、きわめて高度な命中精度が要求される。もちろん、迎撃核ミサイルは、わが国には存在しない。事実上、1,000キロメートル以内で発射された弾道ミサイルの迎撃はたいへん困難である。もし隣国が核弾道ミサイルを日本へ発射したら、迎撃は不能と認識しておいた方がよいだろう。

弾道ミサイルは、発射直後の加速中の速度により、命中精度が決まる。この間に、衛星からの位置信号で、飛行軌道を調整する。加速終了後は、慣性飛行のみなので、着弾まで、軌道の修正は不能となる。そのため、数千キロメートルの長距離を飛行するにしたがい、着弾地点での誤差は拡大される。弾道ミサイルは、射程が遠距離になるほど誤差は大きくなるのである。

ミサイルの命中精度は、半数必中半径（CEP）で表わされる。ある標的に発射した多数のミサイルのうち、半数必中半径以内に、半数のミサイルが着弾することになる。弾道ミサイルの半数必中半径は、0.1～2キロメートルである。当然、軌道を修正する技術が高度になればなるほど、この値は小さくなる。2キロメートルの命中精度は、発射国にとっては、十分許容範囲である。それは、核爆発の影響範囲が、多くの場合、半数必中半径以上に広範囲だからである。

巡航核ミサイル

大気中を小型無人ジェット機のように飛ぶミサイルが、巡航ミサイルである。あらかじめプログラムされた軌道に沿って、標的に向かって航行する。地上のレーダーや人工衛星からの信号を受信して、ミサイル自身の位置を確認しながら軌道を修正する。

大気圏外を飛行する弾道ミサイルのようには、高高度を航行しない。射程は、数百キロメートルから数千キロメートルである。飛行速度は音速程度で、弾道ミサイルほど速くはない。

湾岸戦争で使用されたトマホークは、米国の巡航ミサイルである。1970年代に、米国が最初に巡航ミサイルを開発した。弾頭は、通常と核との両方がある。プログラムされた軌道を飛行し、最終段階では、デジタル式情景照合装置により確認した標的に衝突する。これにより、半数必中半径は10メートルとなり、高い命中精度を得る。

ソ連は、1970年代後半に開発を開始した。北朝鮮は、旧ソ連製の巡航ミサイルを原点に、改良・開発を進めた。1990年代の初めに完成し、実践配備したらしい。亡命した北朝鮮の技術者・李福九（イボックク）によると、北朝鮮の巡航ミサイルは、朝鮮半島の複雑な地形に対応できる性能を有しているという。現状の射程は3,000キロメートル程度らしい。命中精度は、半数必中半径250メートルと低い。ただし、工作員により、標的に電波誘導装置が取り付けられることになれば、大いなる脅威となる。まだ、核弾頭を搭載できる能力はない。

地中貫通核ミサイル

地中深く建造された強固な軍事的施設を破壊するための兵器が、地中貫通核ミサイルである。各国は、国の指導者、軍事司令部、大量破壊兵器など、国家的・軍事的に重要な組織・兵器を保護するための堅牢な施設を、地下の深い位置に建設している。軍事的には、そうした施設は「深く埋設された強固な標的」(HDBT) と呼ばれている。米国国防省は、世界中に1万の、HDBT と認識されたか、それと疑わしい施設が存在していると推定している。

米軍は、限られた性能だが、地中貫通能力のある核爆弾 B61-11 を開発し、配備している。国防省の現在の計画は、危険な HDBT を制圧するための複数の選択肢からなる能力の開発途上にある。それらは、核と非核の貫通爆弾、特殊部隊による攻撃、あるいは情報操作によるものである。

米軍の調査では、HDBT は核兵器以外では破壊できないと結論している。現状の地中貫通核兵器は、地下数メートルの深さに侵入し、爆発する。その時に生じる大地衝撃波により、HDBT を破壊する設計になっている。

米国は、1993 年以来、爆発威力 5 キロトン以下の開発を禁じていたファース・スプラット条項を撤廃し、2004 年に、3 年間の強固な地中貫通核兵器の研究を開始した。抑止力ではなく、使用を前提とした研究と考えられる。

小型核は、浅い地下施設の破壊用であり、より深い HDBT には、より大型の核兵器が必要となる。米国の専門家の計算では、300 キロトンの核兵器で 200 メートル、1 メガトンの核兵器で 300 メートルの深さの HDBT が破壊できる限界と推定されている。

爆発で生じる核分裂生成物を地中に閉じ込めてしまえるほど深く貫通できないことが、地中貫通核兵器について予測されている。つまり、地中貫通核兵器が数メートルの深さで戦闘使用されることになれば、地表核爆発と同じ環境汚染が生じる。危険な核爆発である。都市内部にある HDBT の攻撃に地中貫通核兵器が使用されたなら、核の灰の降下による大惨事は免れない。

まとめ

今世紀の日本が置かれている、核に関わる危険な事態と技術を概観した。国家的な脅威は、核兵器によって攻撃される事態である。1 発の核兵器の戦闘使用で、数万人から 1,000 万人の犠牲者が発生する。

脅威となる核兵器技術は、弾道核ミサイル、巡航核ミサイル、そして、携帯型核兵器などである。高速の弾道核ミサイルは、隣国で発射されたならば、迎撃は不能である。一方、速度が音速程度の巡航核ミサイルは、迎撃可能である。携帯型核兵器は、国内へ持ち込まれたならば、放射線検知装置が防衛的に配備されていない状況では、阻止するのは困難である。

大国が保有する地中貫通核兵器は、地表核爆発と同じ核汚染を生じることになる。その戦闘使用は、核の灰の降下により、周辺の人びとにとってきわめて危険な状態になる。

核エネルギー施設の分厚いコンクリート防護壁は、旅客機の体当たりや、対戦車用の可搬型ミサイルでは、破壊されない。危険となるのは、空爆や、巡航ミサイルによる破壊である。ただし、そうした事態になっても、核施設自体は核爆発を生じないので、核兵器ほどの脅威はない。急性死亡は、数十人規模と推定される。また、発生する放射線災害も、屋内退避や、汚染食品の一時的な流通停止、昆布の摂取などで、防護可能である。

第5章　被害と防護のシミュレーション
——東京に弾道ミサイルが来たら

前世紀は、核兵器の開発直後に二度の戦闘使用があった。それ以後はない。はたして、今世紀はどうなるのか。核兵器が世界で拡散している状況下での、三度目の戦闘使用は、米国の最初の使用とはまったく異なる事態を作り出すおそれがある。それは、核兵器戦闘使用の連鎖という恐怖である。核兵器保有大国の非保有国への先制核使用は、非保有国の核武装を引き起こす。

日本をはじめ、先進国の多くは、世界中に企業進出している。ひとつの大きな都市で生じる大事件は、関連する世界各国に影響を及ぼす。したがって、先進国のどの都市に核爆発が発生しても、人的被害のほかに、世界経済に大きな影響を及ぼすことになる。特に、東京、ニューヨーク、パリ、ロンドンなどの大都市で、核爆弾が炸裂した場合、その経済的影響は、全世界に激しく伝播する。

この最終章では、特に、首都東京が核兵器による攻撃を受けた場合の被害シミュレーションを行なう。ここでは、一例として、爆発威力が20キロトンの核弾頭による被害予測とする。これは、その時に、読者が生存するための情報となるかもしれない。また、こうした事態の発生を回避する状況を作り出す、社会的な判断材料となるかもしれない。

東京を舞台としたシミュレーションをもとに、核兵器が炸裂する最悪の事態に対する自衛策と、政府としての課題を整理した。その骨格は、米ソの防護対策の基本部分と一致している。本書では、核爆発の瞬間と直後の防護策を、より具体的に示した。

被害と防護の予測計算方式——NEDIPSとRAPS

日本が米国の核兵器の傘の下にいて、安心していた時代は終わった。米ソの冷戦終結後、核兵器の拡散に関わる闇のビジネスが横行している。核兵器テロおよび弾道ミサイル、核巡航ミサイルにより、日本が突然に被災するかもしれないのである。

2004年に国民保護法が成立し、日本が武力攻撃を受ける事態に備える法的な基盤が、一部整った。いつ発生するのかわからない核爆発災害だが、国家が破壊されるかもしれない災害の規模、範囲、死傷者数を予測し、可能ならば防護対策を立てるのは、政府の責任である。台風や地震に対しては、研究のみならず、実効的な対策がなされてきた。核爆発災害は、日本壊滅のおそれがある。ただし、唯一の核爆発被災国でありながら、この種の防護研究は、1945年以後、長年手付かずであった。

筆者は、核武力攻撃を受ける事態が日本国家の大問題であることに、2001年9月11日を機に直感し、ただちに、この種の防護研究を開始した。それまでの、世界の核被災地調査研究を基礎に、現在、核爆発の主題に集中している。

広島・長崎の空中核爆発、ビキニ環礁での地表核爆発などの歴史的な事例検証、米ソの核爆発実験から構築された核爆発災害の理論、現存する核兵器技術などの知識をもとに、21世紀に生じるかもしれない核爆発災害の中身を、定量的に予測することができる。その内容は、都市の物理的破壊の規模、人的被害の規模、情報通信網の破壊、核ハザードによる環境汚染と回復などに関わる。最初の研究成果は、『東京に核兵器テロ！』という著作で、被害と防護を予測した。

筆者は、核爆発災害規模の数値予測のための計算方式NEDIPSを2006年に開発した。広島・長崎の空中核爆発災害に対する日米それぞれの研究成果および、その後の米国の実験報告を基礎とし、筆者独自の歴史的データの解析を加えた。これは、2002年に開発した、地表核爆発後の核の灰降下による放射線災害に対する線量予測と防護のための計算方式RAPSに続く、予測計算法である。NEDIPSおよびRAPSの計算システムにより、任意の威力の核爆発に対して、被害と防護の予測が可能になったと自負している。

20キロトン核弾頭で東京都心は壊滅する

最初のシミュレーションは、核弾頭の空中爆発である。狙われる標的は、国家の中枢である首相官邸と国会議事堂であると考えられる。図5-1は、ゼロ地点を仮に永田町として、同心円を描いた。弾道ミサイルの命中精度は、前章でみたように、巡航ミサイルのようなピンポイントの精度はない。1〜2キロメートルくらいの誤差を生じることも考えられる。

爆発高度を600メートルとし、爆発威力を20キロトンと設定する。直径220

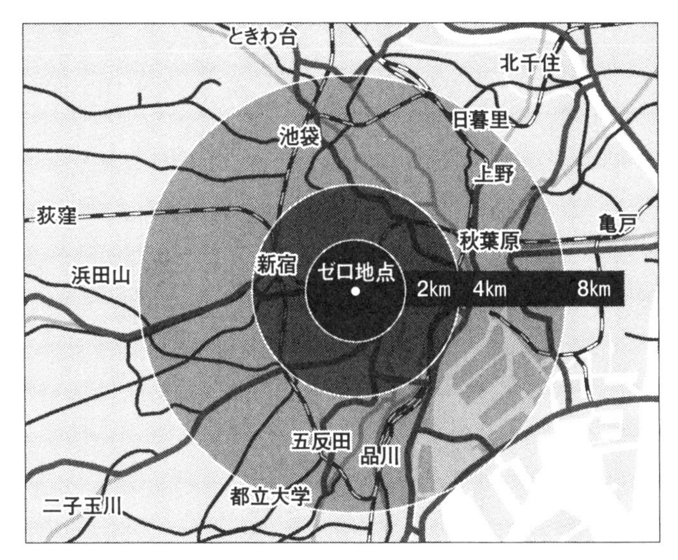

図 5-1　ゼロ地点を永田町とした場合の同心円

メートルの眩しい火球が、都心の上空に出現し、核爆発災害の発生となる。

第1章の広島における空中核爆発被害の実データを基礎としたNEDIPSにより、東京の被害を予測する。1945年の広島市とは、建築様式は大きく異なるが、高層建築、プレハブ個人住宅など、耐衝撃波性能、耐熱性能などに大きな改善がないと仮定している。広島では、戦後再利用できた建築物は、直下型大地震に耐える条件で建築された鉄筋コンクリート建造物である。今日の東京には、こうした建築は、国会議事堂などごく少数ではないか。厚いコンクリート製の建造物は1,000に1つも存在しない。首相官邸の外壁もガラス面積が大きく、耐衝撃波を考慮された構造にはなっていない。

広島核被災の調査から得た建造物生存率の距離関数を爆発威力20キロトンに換算して、東京の場合の建造物被害を計算した。建築の構造と材質が大幅に異なるが、衝撃波および火災により、再利用不能な被害を受ける建造物の割合を、距離別に予測した。

ゼロ地点から半径2キロメートル圏内にある建造物のうち、99パーセントは再利用不能な状態に破壊される。2.2キロメートル以内は全焼区域となる。2～4キロメートル圏内では、88パーセントの建築物が再利用不能に破壊される。2.2キロメートル以遠では、火災は少ない。4～8キロメートル圏内では、39パーセントの建築物が再利用できないほどに損傷を受けるが、火災はない。9キロメートル以遠では、一部損傷は受けても、大破する建物はほぼない。

軽量な外壁からなる高層建築は、衝撃波に対して弱く、近距離では全壊する。ゼロ地点に比較的近い高層建築は倒壊するかもしれない。あるいは、ガラス面や外壁が吹き飛ばされるかもしれない。場合によっては、上空からの衝撃波により屋上から順に崩落し、瓦解するかもしれない。ゼロ地点に近いほど、鉛直方向の力が作用するので、高層ビルの瓦解は、あるとすればゼロ地点に近い場合である。後で述べるように、東京タワーも、衝撃波で倒壊すると考えられる。

430メートル圏内にある、軽量の外壁からなる多層階のビルは完全に破壊される。一方、鉄筋コンクリートの多層階ビルは、再利用できないほどに大破するが、完全破壊は生じない。

地下施設は、空中核爆発では破壊されない。構造としては強い。地下に通ずる開口部の面積が小さく、地下内部に衝撃波が入り込みにくいからである。ただし、ゼロ地点近傍の高層建築の地階は、上層部が瓦解した場合には、圧縮されてしまう。地上電線は、2キロメートル圏内で破損し、停電する。ただし、地下ケーブルは破損しない。

自動車は、2キロメートル圏内で、ガラスが破損し横転する。したがって都心は、首都高速をはじめ、全面的に交通マヒ状態になる。JRなどの電車は、1,400メートル圏内では脱線する。都心を横断する総武線や中央線は、不通となると予想される。また都心を囲む路線である山手線も、ゼロ地点に近い部分で脱線する可能性がある。一方、都内に縦横に巡らされている地下鉄路線は、損傷を受けない。

ガラス窓は、5キロメートル圏内では粉砕・破損する。

山手線内部の都心は、半径4～6キロメートルの円内にほぼ入る。したがって、20キロトンの核弾頭の空中爆発があれば、都心は壊滅することになる。しかも、国会議事堂を除く、官邸および各省庁の建物は、外観のごとく脆弱である。したがって、こうした核攻撃を受ければ、半径1キロメートル以内に集中した国家機能を、一撃で喪失することになる。それを回避するには、官邸をはじめ国家中枢部を、地下に建造しなければならない。

空中核爆発で50万人が死亡

次に、20キロトンの空中核爆発が、昼間の東京で発生した場合の急性死亡数を推定する。東京は、郊外や隣接県から来る勤務者で、昼間人口が夜間人口に比べて多い地域である。都は、昼間人口密度のデータを公表しているので、それを用いた。

都内の人口密度に差があるので、ゼロ地点によって、死亡数に20〜30パーセントの差が生じる。NEDIPSの計算原理は、1945年の広島のデータを、爆発威力20キロトンに換算した死亡率関数を用いることにある。

熱線・初期核放射線を含む閃光に、屋内外の多数の都民が曝露される。屋外にいる人の多くは、直射を受け、屋内の多くの人たちも、大面積のガラス越しに照射される。熱線はビルの外壁に多用された熱線反射ガラスで、一部が反射され、直射されない陰にいた人たちも、反射された熱線を受ける。高層ビル内の人たちは、現代建築の薄い板状の外壁材を透過した初期核放射線に曝露される。閃光は光の速さで進むので、街は閃光に曝露された直後に、衝撃波で粉砕される。

衝撃波により吹き飛ばされビルの外壁に激突する者、弾丸のように飛ぶガラス片などを受けて動けない状態になる者、閃光熱傷で即死あるいは動けなくなる者、倒壊した建築物の下敷きで脱出できなくなる者、高層建築の外壁もろとも屋外に吹き飛ばされる者、自動車もろとも首都高速の高架道路から落下する者などが、ほぼ即死と分類される死亡者となる。

次に、衝撃波、閃光熱傷、初期核放射線を減じた形で受け、即死は免れ、危険区域から脱出したが、数ヵ月以内に死亡する被災者を、急性死亡と分類する。これらの即死と急性死亡をあわせて、本書では急性死亡と分類する。このほか、生存者の受けた線量の値に応じて、発がんによる後障害死がある。ただし、広島の生存者のデータなどが示すように、生存者の平均値としての寿命短縮年数は顕著ではない。

以下の予測計算は、ゼロ地点を、山手線の中心に近い東京ドームのある水道橋と設定している。半径2キロメートル以内の平均死亡率は59パーセントで、死亡数を42万人と予測した。前項で、半径2キロメートル圏内の建築物は、全壊・大破・全焼し、再利用できなくなる割合が99パーセントと予測したのに比べ、死亡率は低い。人には生き延びる力がある。2キロメートル以遠では、死亡率は14パーセント以下となる。ゼロ地点から4キロメートルでは、死亡率は1パーセントにまで下がるが、まだ危険はある。結局、東京が20キロトンの空中核攻撃を受けた場合は、初期被害により50万人が急性死亡することになる。

半径7キロメートル以内の負傷者数は、300万人から500万人にも及ぶ。特に、

表 5-1　20 キロトン空中核爆発からの衝撃波被害と範囲

施設	予想被害
地下施設	破壊されない
窓ガラス(大小とも)	3000－5000mまで 粉砕
多層階鉄骨軽量壁建造物	430mまで 完全に破壊される 880mまで 大破し再利用不可能 1800mまで 大規模な修理が必要
多層階鉄筋コンクリート軽量壁建造物	430mまで 大破し再利用不可能 1250mまで 大規模な修理が必要
車	530mまで 大破し再利用不能 1040mまで 横転し大幅な修理必要 2200mまで ガラス破損や横転もあるがすぐに使用可
電線	1900mまで 破損
テレビ塔	1700mまで 破壊ないし倒壊 2100mまで 倒壊はしないが一部ねじれて送信不能
JR・電車（地上）	1100mまで 完全に破壊される 1400mまで 脱線し著しく損傷 1800mまで 一部破損
地上にある航空機	1400mまで 完全に破壊される 1900mまで 修理しても採算がとれない破損 2200mまで 大掛かりの工場修理を要する 3800mまで ほとんど点検程度、あっても小規模修理

半径 2 キロメートル以内のその日の生存者 50 万人は、重傷ないし重体である。その生存者のうち、およそ 20 万人は、数ヵ月以内に死亡する。ただし、この数は、先の 50 万人の急性死亡に含まれる数である。なお、山手線内の病院の大半は、壊滅する。被災者の多くは、郊外や周辺県の居住区にある病院で手当てを受けることになる。

地表核爆発後の放射線災害

次に、同じく威力 20 キロトンの核弾頭が、東京の地表に激突して爆発する場合の被害をシミュレーションする。この地表核爆発災害の特徴は、熱線と初期核放射線を含む閃光が、多数のビル群により遮蔽されるため、その被害範囲は狭まるが、核の灰降下による残留放射線被害が広範囲に発生することにある。

初期被害は、ゼロ地点を中心に半径 740 メートル以内で、致死率が 50 パーセント以上となる。すなわち、半致死半径が 740 メートルということである。一方、空中核爆発では、その半致死半径は 1,470 メートルである。地表核爆発によるガラス窓の粉砕による致命傷は、740 メートルを超えても発生する。

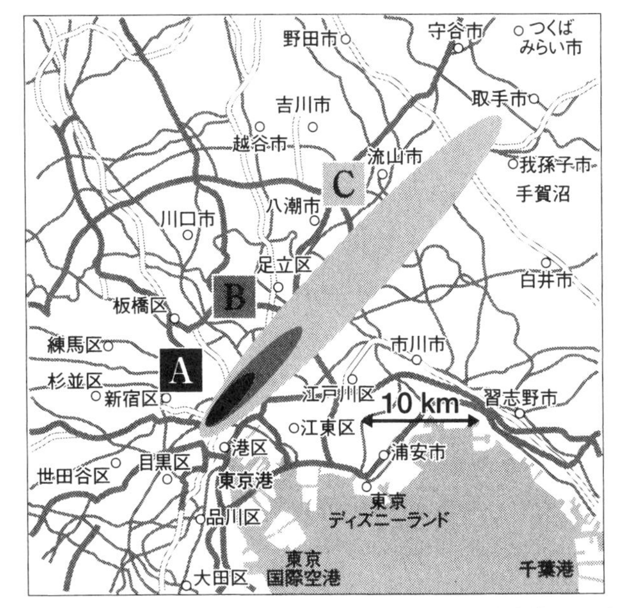

図 5-2　ゼロ地点を永田町とした場合の残留放射線線量予測

ゼロ地点から風下方向には、核の灰が帯状に降下する。北東方向を風下として、実効風速を、毎時 24 キロメートルと仮定して、RAPS により残留放射線による線量を予測計算する。以下の線量は、屋外の値である。屋内では、屋外よりも小さい線量となる。

危険区に、核の灰が降下して最初の 1 時間屋外に滞在してから脱出した場合の線量等高線を、図 5-2 に示す。被災人口を、線量レベル別に見ると、レベル A が 23 万人、レベル B が 57 万人、レベル C が 92 万人となる。すなわち、核の灰の皮膚への付着による皮膚障害のおそれがある被災者は、170 万人にも及ぶ。この後の脱毛は、被災後 10 日以上して発生する。

半致死以上のリスクのあるレベル A の区域は、風下 6 キロメートル以内である。その範囲でもゼロ地点に近い距離では、急性死のおそれがある。4 キロメートル以内は全員が致死リスクとなる 8 シーベルト以上の線量となる。この近距離の屋外被災者は救命できない。この区域では、嘔吐や下痢の急性症状が現れる。

レベル B の区域の線量は 1 ～ 3 シーベルトで、死には至らない。しかし、白血病と甲状腺がんの発生確率が顕著に高まる。前者はガンマ線による全身被曝が原因であり、後者は放射性ヨウ素の吸い込みや汚染水や汚染食品摂取による甲状腺被曝が原因となる。レベルCの区域の線量は0.1～0.9シーベルトで、レベルBの区域ほどではないが、白血病と甲状腺がんの発生の確率は高まる。これらのがんは、被災の数年以後に発生する。レベルBとCの被災者のうち、白血病死数はおよそ3,000人と予測される。一方、空中爆発では、この数は500人となる。

なお、甲状腺がんの発生は、汚染水や汚染食品の摂取を避ければ大幅に回避できる。また、甲状腺がんは治癒率が高い。チェルノブイリ原子力発電所事故では、汚染牛乳の流通と摂取により多数の小児が甲状腺がんとなったが、前章で述べたように手術による治癒率は高い。

以上の線量区分の地理的な広がりは、核の灰が降下してから、最初の1時間の予測線量値による推定である。レベルBやレベルCの地域はゼロ地点から離れているので、さらに長時間にわたって、その地域にい続けるかもしれない。灰が降りやんで、その地域の屋外にずっとい続けるとした場合、風下135キロメートルまでが、レベルCとなる。たとえば、茨城県の水戸市が、都心からおよそ100キロメートルである。実際には屋外にいることはなく、屋内退避しているので線量は、数十パーセント減じられる。

レベルCが予想される遠方地域で、核の灰による残留放射線の影響を回避するには、降下が終了するまで自宅などの屋内に退避することである。この地域は、都下や東京都の周辺県である。自治体の指示に従って、その後、風向きと直交する方向へ、電車などで避難する。およそ1週間で、大幅に短期核ハザードが減衰し、立入りが可能になるところも出てくる。

情報通信網の破壊

国の重要な社会基盤のひとつは、情報通信網である。固定および携帯電話、コンピュータを利用したインターネット、テレビ・ラジオ放送、パラボラアンテナと衛星を利用した通信などの物理信号を利用した情報網、そのほか、新聞・雑誌などの印刷物による情報網である。このうち、特に、実時間（リアルタイム）の通信網は、危機管理上不可欠である。しかし、国家および大企業本社が有する情報通信網は、首都への核兵器攻撃で破壊されることになる。また、印刷物情報も、大手新聞社や大手出版社が、東京に集中しているので、これらも、甚大な打撃を受ける。

現代社会では、重要情報のほとんどがコンピュータに記録されている。日本では、国家の中枢および多数の大企業の本社が東京の都心に存在しているのが現実である。デジタル通信網のなかで重要な役割を担っているこれらのコンピュータが破壊されてしまうのである。

政府の国民保護計画では、核武力攻撃を受ける事態に対し、政府からの情報伝達手段が示されている。それによると、首相官邸から二系統で、情報が発信される。

そのひとつは、中央防災無線である。これは、総務省を経て放送事業者から国民へ放送されるテレビやラジオと、消防庁を経て衛星通信ネットワークにより、各都道府県および市町村を介して、国民へ拡声子局により伝達がなされる。これらの情報発信には、各省庁の屋上に設置されているパラボラアンテナが利用されるので、これらが核爆発時の衝撃波で破壊されれば、この系統による情報発信は核爆発前にしか機能できないことになる。

もうひとつは、行政用専用回線により、各都道府県および市町村へ情報が発信される。これは、官邸の地下室および回線ケーブルが確実な防護となっていれば、空中核爆発事態でも情報発信は可能である。こうした防護施設と技術の開発は、国家としては不可欠である。また、電磁パルス対策も必要である。なお、地下退避施設が破壊される事態があるとすれば、地中貫通核ミサイルによる攻撃事態である。

緊急時の情報発信として、テレビとラシオ放送は重要な役割を担うことが期待されている。都心が、核弾頭攻撃を受ける事態では、NHK、日本テレビ、TBS、テレビ朝日、テレビ東京の５局は、人的・技術的に、瞬時に無能化するおそれがある。一方、都心から離れているフジテレビは、生き残る可能性が大きい。永田町からの距離は、８キロメートルである。20キロトン核爆発ならば、閃光および衝撃波の被害は受けない。大型核兵器でなければ、お台場をつなぐ、レインボーブリッジ・首都高速湾岸線も破壊されないだろう。

放送局の破壊のほかに、テレビ放送用の電波塔としての東京タワーの破壊・故障の有無の予測が必要である。20キロトンの空中核爆発の場合、東京タワーがゼロ地点の1,700メートル以内にあれば倒壊する。また、2,100メートル以内ならば、一部が歪んで、テレビ放送が送信できなくなると予測される。もちろん、放送用衛星への送信用パラボラアンテナも衝撃波による破壊を受けるだろう。

生存率を大幅に高める７つの自衛策

ここでは、大都市が核攻撃を受けることを想定し、生存率を大幅に高める対処法を説明する。机上の空論とはならないヒントが、第１章、第２章での広島およびビキニの核災害の検証の中にあった。また、それを科学的に理解するための理論が第3章にあったことを思い出してほしい。読者の多くは、すでに、サバイバルのための十分な知識を持っているはずである。

前項までに20キロトンの核弾頭が戦闘使用された場合について、その被害規模と地理的な範囲が予測された。比較的小さな核爆弾で、都心は壊滅し、国家中枢機能の大半を失う事態となる。その瞬間、誰も救ってはくれない。衝撃波と閃光の回避、地獄からの脱出は、ひとりひとりの判断と行動で決まる。

ここでは、重要な防護知識を7点に整理する。わずかな防護知識でも、確実に実行さえすれば、被災者の生存率を大幅に高められる。東京の場合、致死のリスクを負う被災者は500万人にもなる。この防護知識で、生存率を大幅に高められるのである。

着弾前に政府が国民保護警報を発しなければ、以下の自衛策は実行できない。この場合、広島・長崎と同様になる。20キロトン核弾頭で、50万人が東京で犠牲になる。最初の国民保護警報とニュース速報に成功し、以下の7つの自衛策を確実に実行すれば、多数の被災者の生命が救われる。近距離であればあるほど、ビルの完全破壊により生存は困難ではあるが、無防備の犠牲者のうち、この自衛策により、およそ27万人の生命が救われると予測している。

衝撃波と閃光による初期被害を回避し、ゼロ地点近傍から安全に脱出することが、生き延びるために、最も大切なことである。初期核放射線および残留核放射線による線量レベルAを回避しさえすれば、延命するチャンスはある。レベルB以下で生存すれば、放射線後障害のリスクによる寿命短縮は、生存者全体の平均では、数ヵ月でしかないと予測した計算結果がある。とにかく、その日、生存することに、全力を尽くすべきである。

1　国民保護警報・ニュースで、日本向けの弾道ミサイルの発射を知り、防護の初動態勢に入る

- 近隣国から発射された場合、その警報発令から着弾まで、最大2～3分しかない。
- 発射されたかもしれないという情報をもとに、即座に退避行動を開始する。
- 近くにテレビ・ラジオがあれば、音量を高め、聞けるようにしておく。
- 火気の使用を停止する。

・車・電車から降りる。車のエンジンは切る。

2　初期被害回避のための防護態勢

・1分以内で、ガラス窓が視野に入らない場所に移動する。そこは、ビル内ならば、廊下かもしれない。屋内勤務者は、平時に、その場所を確認しておいた方がよい。実際には、1分の余裕もないかもしれないからである。
・すぐ近くに地下街があれば、そこへ退避する。
・高層ビルで、エレベータを利用した移動は危険である。待ち時間に被弾するかもしれない。また、エレベータ移動中に、被弾するかもしれない。
・ガラス窓が視野に入らない場所は、核爆発時の閃光を受けないばかりか、衝撃波で飛び出すガラス片を受けにくい。
・比較的安全と思われる場所で、伏せて、頭部・眼を覆う。体の方向は、廊下の線に並行とし、衝撃波の圧力を受ける面積を少なくする。
・最大10分で、日本向けの攻撃事態ならば、どこかに着弾している。10分間、何もなければ、攻撃を免れたと考えられる。
・東京が攻撃対象でなかったならば、テレビニュースで、間もなく着弾地が知らされる。
・東京が核攻撃されたら、全国向けのテレビニュースは停止する。

3　ゼロ地点と自分との距離の推定

・周囲の建築物のほぼ全てが大破、もしくは自動車が横転していれば、あなたがいる場所は、20キロトン核爆発換算で、半径2キロメートル以内である。その後、火災が発生し、全焼するおそれがある。残留核放射線も危険なので、すぐに、地下鉄で脱出をはかる。
・周囲の建築物の多くが半壊しても、自動車が横転していなければ、あなたのいる場所は、20キロトン核爆発換算では2キロメートル以遠である。火災の危険は少ない。屋内退避を1時間続け、ラジオで情報を得ながら、地下鉄で脱出する。
・周囲の建築物の窓ガラスが破損していなければ、あなたのいる場所は、20キロトン核爆発換算で5キロメートル以遠である。火災の危険はない。屋内退避をし、ラジオなどで情報を得る。

4　屋内退避と地下鉄による脱出

・地下鉄路線や公道の下の地下街は、空中核爆発で被害を受けない。ただし、ゼロ地点とそのごく近傍では、地下入り口から入り込む衝撃波の被害を多少受ける。それでも、攻撃された直下の地下街は、地上に比べたら大いに安全である。さらに、残留核放射線の危険も大幅に回避される。

・周囲の衝撃波被害が少なくても、灰が空から降っているならば、屋外は危険である。コンクリート建造物内、大きなビルの中心、地下街に、1時間以上の退避をする。その灰は、核分裂物質を含む核の灰の可能性がある。

・ラジオニュースで核爆発事態を確認したら、地下鉄で脱出する。自宅が風下でなければ、帰宅する。

・爆発時に郊外の遠方にいる人は、自宅へ戻り退避をする。

・爆発時に郊外の遠方にいる人は、ゼロ地点方向に近づかない。

5　帰宅時の核の灰の除染

・核爆発災害時に危険区域から脱出した被災者は、核の灰で全身が汚染している可能性があるので、除染が必要である。

・全ての衣類を脱いで、家に入る。脱衣・靴はビニール袋に入れて口を縛って玄関の外に出す。汚染物を自宅に持ち込まない。ただし、多少核の灰が屋内に入り込んでも、危険はない。

・シャワーで全身を洗浄し、歯磨きとうがいをし、耳穴、鼻腔もよく拭き取る。特に、頭髪・頭皮、襟元、耳の裏をきれいにする。皮膚露出部分は、ベータ熱傷を受けていると皮膚障害となる。頭髪は脱毛するおそれもある。汚染水は、そのまま、排水すればよい。浴室は、その後きれいに水洗する。

6　自宅内退避の方法

・自宅の気密性を高める。ただし、酸欠には注意する。

・窓・換気扇を塞ぐ。カーテンを閉め、核の灰の屋内への侵入を防ぐ。

・飲料水を確保する。風呂桶に水を溜める。水道水が汚染するかもしれないからである。

・ご飯を炊く。自宅の食糧を確認する。

・テレビ・ラジオ・インターネットから災害情報を得る。

・ゼロ地点、風向きを確認する。空中核爆発か、地表核爆発かを知る。後者ならば、風下に危険な核の灰が降る。前者の場合にも、やや危険な中性子誘導放射性物質が降る。

・地表核爆発の場合、ゼロ地点からの距離が20キロメートル以内の風下では、屋内でもマスクをする。この圏内では核の灰は、１時間以内に降下を開始する。

・甲状腺防護のために、昆布があれば、適量食べる。１日分は乾燥重量で、成人30グラム、小児15グラムを、煮だし、汁とともに食べる。核爆発災害後、できるだけ早く食べることが望ましい。

・短期核ハザードは、最初の１週間で、大幅に減衰する。1ヵ月もすれば、放射性ヨウ素などの危険も少なくなる。

7　核の灰が降下した危険居住区域からの避難と方法

・核の灰が降下中の屋外での避難行動は、放射線の防護が困難である。原則は、地下室・地下街などの線量回避が十分可能な場所で屋内退避して、屋外の短期核ハザードが減衰してから、避難する。

・ゼロ地点を通過する気流の軌跡上の、最初の１時間屋外予測線量がレベルＡ～Ｃとなる地域は、風向きと直交する方向へ、最初の１時間以上の屋内退避後に避難する。中心軌跡軸から直交方向に５キロメートル以上離れれば、危険は少ない。

・屋外では、マスク・帽子を着用する。なければ、タオルで代用する。

・街中からの避難では、電車を利用する。道路渋滞で、避難不能になることがある。

・自動車の鉄板では、ガンマ線を遮蔽できないので、車内は必ずしも安全ではない。核の灰の吸い込み防止のために、窓は閉める。

・核の灰は風下に帯状に降下するので、避難が必要な区域は、その内部だけである。20キロトン地表核爆発では、風下に幅10キロメートル、長さ50キロメートルの区域が、概して避難の必要な区域である。

被核武力攻撃事態に対する、政府の７つの課題

現状では、国家が国民を十分保護している状況にあるとはいえない。前記のシミュレーションで、政府の国民保護のための課題は見えてきた。ここで、それを７つの課題として整理する。これらの課題は、一科学者の研究からの提案であり、

政府の検討を経たものではない。読者はどう思われるか。参考にフランスの関連する取り組みの情報を付録とした。

本書で得た知識で、この提案の妥当性を、検討してほしい。

1　国民保護警報発令のために、確実な体制を敷く

この最初で最重要の情報が、発信されなかったり、遅れたりした場合には、おびただしい犠牲者が発生することになる。テレビ・ラジオとの連携も確実にしなければならない。

2　国家中枢機能の防護

国家中枢の重要機能は人も含めて、防護しなくてはならない。将棋でいう王将の防護であるが、現代戦では、最初にミサイルの標的となるかもしれない。地上施設ならば、簡単に破壊される。したがって、それに対抗するには、司令室、情報発信基地と情報幹線の地下化である。地下施設の電子・電気系統の電磁パルス対策も必要である。これらの防護対策が施された堅牢な地下施設を破壊するのは、地中貫通核ミサイルだけである。

3　地下街の照明

地下街は国民の防空壕という理解で、整備する。停電にはならないようにする。ここでも電子・電気系統の電磁パルス対策が求められる。

4　陸上自衛隊員による地下鉄の運転

地下鉄を利用した被災者の脱出のほか、陸上自衛隊および衛生隊が、ゼロ地点とその周辺で被災者を救出する。

5　自衛隊、消防、警察における隊員の線量管理法の確立と訓練

被災者の救出などで出動する隊員の命と健康を防護するための放射線防護法を確実にする。

6　自衛隊病院の付属施設としての除染棟の建設と運用

国家の保険として、日本もフランスのように、核事故・核災害に対応できる除染棟を建設し、運用する。自衛隊病院の民間開放を進め、整備する。

7　全国の放射線監視網の整備

発電所等の核エネルギー施設立地県にある放射線監視網を、全都道府県に拡大し、インターネット等で公開する。ちなみに、政府が開示してい

る核エネルギー関連施設立地県のデータを利用し、被武力攻撃事態に備えて、24時間予測線量レベルを、筆者のサイトで公開している。

付録　フランスにおける国民保護核課題の関連情報

筆者が2003年に現地調査した、フランスの放射線防護課題関連の情報を以下に整理した。この分野での先進国から学ぶことは多い。

フランス国防放射線防護支援部門

パリ郊外にあるフランス軍の放射線防護支援センターSPRAは、1973年に設立された。もともと、軍の医療研究センターの核衛生部門の一部であった。1998年に放射性毒性管理実験室が統合され、次いで、2000年に、軍備プログラムに対する州政府の医療安全機関がSPRAに移管された。

この機関の主な任務は、電離放射線に被曝した人の医療監督、施設と人と環境の放射線安全性の技術的評価、防御問題の規制、放射線防護の訓練と情報発信、放射線緊急時の介入、放射線防護のための監視技術の開発である。

SPRAは、同一敷地内の軍のパーシー病院に隣接している。被曝医療を専門とする医師、線量評価・防護専門家、放射化学の専門家で構成されている。組織は大きく2つの部に分かれている。技術部には、検査室、放射線安全局、線量測定班、移動検査班がある。検査室には各種の放射能分析技術を持つほか、屋外調査用にヨウ化ナトリウム（NaI）スペクトロメーターの全身カウンターなどを搭載した車輛（モバイル・ラボ）を有している。この車輛は、チェルノブイリ事故調査のためロシアに寄贈されたものと同一であり、筆者も現地で利用した経験がある。放射線安全局は、軍事施設および放射線源の追跡調査、規制の技術的管理、原子力潜水艦や軍事作戦に関わる現場の査定と専門技術を担当する。

医療部には、医療放射線防護局、兵器および原子炉局、訓練・対策の実施・規制局がある。規制は国際放射線防護委員会、国際原子力機関と欧州原子力共同体(EURATOM（ユーラトム）)、そして国内法および規制に基づいて国防規制が定められている。

フランスの緊急被曝医療と除染施設

放射線防護に関するいかなる問題についても、24時間体制にある。核放射線事象・事故に影響された軍の組織、要請を発した軍事の当局および民間の機関に対し、国内外を問わず、調査および介入を行なう。放射線事故の際には、主要関係組織間で援助協定が締結されており、対策の実施にあたっては、軍事および非軍事部門が連携して行動することができるようになっている。

コソボ紛争では、劣化ウラン弾で破壊された戦車を調査した。ウランの汚染は貫通した箇所にのみ存在し、フランス軍兵士への放射線リスクはなかったことを確認したという。

特筆すべきフランス軍の放射性物質による汚染患者の治療センターは、全土の７ヵ所にある。どこで事故が発生しても、350 キロメートル（3 ～ 4 時間）以内でこの施設に到達できる。この国内ネットワークの確立が、フランスの核放射線利用における医療の強みのひとつである。

汚染した、ないし、そのおそれのある患者を、直接、緊急治療室へ搬送しない。そうした患者は、除染施設である CTBRC が受け入れる。蘇生や緊急施術を行なうことのできる除染施設という特徴がある。あらゆる種類の除染が行なわれる。特定の除染剤による皮膚および体内の除染、必要に応じて、外科的手段による汚染創傷の除染も行なう。この場合は、汚染測定作業もともなう。

この施設は、この目的に沿った特別の平屋構造を有している。患者の流れは、完全に一方通行で、逆戻りはない。入り口の脱衣室兼トリアージ（治療の優先順位の選別）室から、各室に分離された形で、汚染管理部、除染部、手術室、集中治療室、更衣室などの順に配置されており、清浄な状態になってから隣接されている病院に搬送される。

緊急時対応リモコンロボット部隊の実力

グループ・アントラは、フランス電力庁（EDF）、原子力庁（CEA）、核燃料公社（COGEMA）の共同出資で、1988 年に設立され、ロボットの開発、運転員の養成・育成、想定事故の訓練を任務としている。遠隔操作ロボットの実行部隊が、フランス全土の核事故対処のために編制されている。

EDF シノンの敷地内部にあるこのアントラ社は、地理的にフランスの中心に近く、24 時間以内にどの地でも、10 人の介入チームと設備を輸送できる。そうした地理的な優位性から、この地に設置された。最も遠い核エネルギー施設でも、陸路で 12 時間程度である。遠隔操作ロボットは、屋内対応および屋外の土木工事対応など、想定される緊急事態に備えている。

屋内対応では、発電施設の運転室内の操作盤を人の代わりに操作したり、配管の脱着などの工事作業を遠隔操作するロボットがある。フランス全土に、60 人のロボット運転員がいる。彼らの多くは各施設の専属で、各施設の想定される事故に対処できるように訓練を積んでいる。

発電所固有の事故対処もあれば、再処理施設固有の対処もある。さらには、その事業所固有の状況も、実践的に対処できるように訓練をしている。1999年の東海村臨界事故の事例研究もすでになされており、実践対処できるという。

遠隔操作員の乗る指示車輌、現場指揮官用の指揮車輌、除染車輌、トラクター、トラック、ショベルカーなどの大型ロボット、そして、アンテナ車輌により、屋外の緊急作業に対処するように、システムが構成されている。指揮車輌のコンピュータには、各核施設のデータをはじめとした必要な情報が入力されている。

あとがき

本書執筆中の2006年10月9日、北朝鮮は最初の地下核実験を吉川の山地で実施した。爆発威力は1キロトン未満と未完成な技術だが、核兵器開発のドミノ的拡散が、隣国にまで達した歴史的な日となった。

筆者の予測計算どおり日本への放射線影響はなかった。しかし、政府閣僚から日本の核武装論議が飛び出すほどの心理的衝撃を日本社会に与えた。大量破壊兵器である核兵器の戦闘使用が作り出す核爆発災害の実相についての科学的認識と、現代の真の脅威に備えることの重大性を、あらためて意識させられた。

原稿作成のために、歴史的事例の文献の詳細な分析および東京を舞台とした核爆発災害のシミュレーションをしたわけであるが、筆者自身がいろいろと驚かされた。

広島の大災害に遭遇した2人の生存者の証言から、生死を分ける防護行動のヒントを得たが、彼らの生き抜くことへの強い意志が、その原点にあった。ビキニ被災では、核の灰が降下する放射線災害下の被災者救出のための対策本部の調査・判断と、救出部隊のあるべき姿を考えさせられた。

核爆発災害の科学を、核のイロハから、爆発現象、防護、放射線障害、核ハザード理論まで、かなりのページにわたり解説したが、やや難しい内容まで立ち入ってしまった。できるだけわかりやすくという姿勢ではいたが、必ずしもそうはなっていないかもしれない。ただし、全体像を示すことはできたと思っている。

核兵器の現代技術は、1945年の発明以来、私たち日本人が知らないうちに、保有国では大きく進展していたことにも驚かされた。威力の大型化はビキニ被災で知らされていたが、サイズの小型化も進んでいた。携帯できるほどの重量と大きさの核爆発装置が存在するのである。数千キロメートル離れた標的の都市を壊滅させる弾道ミサイル技術が開発され、中国もすでに配備している。

本書執筆中に開発した核爆発被害予測計算方式NEDIPSによる最初の詳細なシミュレーション結果を、最終章で解説した。東京における長崎規模の核爆発被害の予測を示したが、すでに、より大型の核爆発被害の予測計算も可能である。この計算システムはさらに有効な手法となるように、種々の科学計算方式が追加される予定である。

北朝鮮の核兵器開発が始動したが、それ以前に中国とロシアでは、大型核弾頭を搭載するミサイルが日本を射程に捉えている。21 世紀の日本が、広島・長崎に続き、第3の核攻撃を受けないとは言い切れない。それを防止するための最大限の努力が政府に求められている。前世紀の後半以後、長年にわたり平和を享受した日本であるが、今、東シナ海での中国の強硬なガス田開発など、紛争の種は存在する。本書が、国家存亡の危機に関わる核爆発災害の中身を国民が知り、日本の平和と防衛・防護を考える際の材料となればと願う。

2007 年 1 月　札幌にて

高 田　純

参考文献

第1章

1）電車内被爆者の証言．広島電鉄株式会社，1985.
2）広島原爆戦災誌．広島市，1971.
3）日本学術会議原子爆弾災害調査報告書刊行委員会・編：原子爆弾災害調査報告集．日本学術振興会，1953.
4）鎌田七男・他：近距離被爆者生存に関する総合医学的研究　第25報　25年間の追跡調査結果．広島医学，51，355-357，1998.
5）W.C.Roesch : *US-Japan Joint Reassessment of Atomic Bomb Radiation Dosimetry in Hiroshima and Nagasaki*. Radiation Effects Research Foundation,1987.（DS86）
6）放射線被曝者医療国際協力推進協議会・編：原爆放射線の人体影響．文光堂，1992.
7）庄野直美・監修，被爆建造物調査研究会：ヒロシマの被爆建造物は語る　未来への記録　被爆50周年．広島平和記念資料館，1996.
8）中国新聞社メディア開発局出版部企画・編：ヒロシマの記録．中国新聞社，1995.
9）広島大学原爆放射線医科学研究所・広島大学図書館：原爆・被ばく関連資料データベース．
10）*Reassessment of the Atomic Bomb Radiation Dosimetry for Hiroshima and Nagasaki*. Dosimetry System 2002, Vol.1 and 2., Radiation Effects Research Foundation, 2005.（DS02）

第2章

1）E. P. Cronkite, V. P. Bond and C. L. Dunham : *Some Effects of lonizing Radiation on Human Beings, A Report on the Marshallese and Americans Accidentally Exposed to Radiation from Fallout and a Discussion of Radiation Injury in the Human Being*. US Atomic Energy Commission, 1956. 米国のブラボー実験事故の急性放射線障害に関する医学報告書．
2）M･アイゼンバッド，板上正信・監訳：環境放射能．産業図書，1979.
3）第五福竜丸平和協会・編集：ビキニ水爆被災資料集．東京大学出版会，1976.
4）島田興生：還らざる楽園．小学館，1994.
5）E. P. Cronkite, R. A. Conard, and V. P. Bond : *HISTORICAL EVENTS ASSOCIATED WITH FALLOUT FROM BRAVO SHOT- OPERATION CASTLE AND 25 Y OF MEDICAL FINDINGS*. Health Physics, Williams & Wilkins, 73, No.1, 1997. マーシャル諸島における核爆発実験の影響調査報告の特集号．

第3章

1）S. Glasstone and P. J. Dolan : *The effects of nuclear weapons*. the United States Department of Defense and the Energy, Research and Development Administration, 1977.（1957年版が日本語に翻訳されている。武谷三男，服部学・監

訳：原子力ハンドブック．商工出版社，1958.）
2）高田純：核と放射線の物理．医療科学社，2006.
3）高田純：防災の指標としての線量6段階区分．放射線防護医療，1，32-35, 2005.
4）高田純：核災害からの復興．医療科学社，2005.
5）I. A. Gusev, A. K. Guskova, and F. A. Mettler : *Medical Management of Radiation Accidents.* CRC Prees, Boca Raton, London, New York, Washington, D.C. 2001.
6）高田純：世界の放射線被曝地調査．講談社ブルーバックス，2002.
7）J. Takada : *Nuclear Hazards in the world.* Kodansha and Springer, 2005.

第4章

1）高田純：東京に核兵器テロ！．講談社，2004.
2）高田純：チェルノブイリ原子力発電所事故から20年．原子力eye，Vol. 52, 27-29, 2006.
3）World Health Organization : *Health Effects of Chernobyl Accidents and Special Health Care Programmes.* 2006.
http://www.who.int/ionizing_radiation/chernobyl/who_chernobyl_report_2006.pdf
4）小都元：核兵器事典．新紀元社，2005.
5）小都元：最新ミサイル全書．新紀元社，2004.
6）幸福江：北朝鮮弾道ミサイルの最高機密．徳間書店，2003.
7）Committee on the effects of Nuclear earth-penetrator and other weapons : *The effects of Nuclear earth-penetrator aud other weapons.* The National Academies Press, Washington, D.C., 2005.

第5章

1）高田純：核爆発災害被害予測計算システム（NEDIPS1），2006.
2）高田純：放射線防護計算システム（RAPS0），2002.
3）伊土誠一・監修，情報通信技術研究会・編：新情報通信概論．オーム社，2003.
4）内閣官房　国民保護ポータルサイト：http://www.kokuminhogo.go.jp/
5）高田純　放射線防護情報センター：http://www15.ocn.ne.jp/~jungata/
6）J. W. Poston edited : *Management of Terrorist Events involving Radioactive Material.* NCRP Report No.138, National Council on Radiation Protection and Measurements, Bethesda, 2001.
7）高田純・編集：放射線防護医療の現状と課題．放射線防護医療，1，2005.
8）高田純・編集：防災隊員の線量管理と被災者受け入れのための除染施設．放射線防護医療，2，2006.
9）高田純：フランス・核燃料サイクルの安全と防災調査．原子力eye，Vol. 51, 30-33, 2005.
10）高田純：核災害に対する放射線防護．医療科学社，2005.

本書は、2007年4月に『核爆発災害』（中公新書）として刊行されました。

● 高田 純の放射線防護学入門シリーズ ●

核爆発災害
そのとき何が起こるのか

2015年2月25日　第一版 第1刷 発行

著　者　高田　純（たかだ じゅん） ©
発行人　古屋敷　信一
発行所　株式会社 医療科学社
〒113-0033　東京都文京区本郷3－11－9
TEL 03（3818）9821　FAX 03（3818）9371
ホームページ　http://www.iryokagaku.co.jp
郵便振替　00170-7-656570

ISBN978-4-86003-456-6　（乱丁・落丁はお取り替えいたします）